Nブックス

三訂 運動生理・栄養学

編集　髙松　薫・山田哲雄

共著　今村裕行・奥野　直・麻見直美・加藤　尊・下村雅昭
　　　谷口裕美子・豊島裕子・橋場直彦・福田理香・山田哲雄

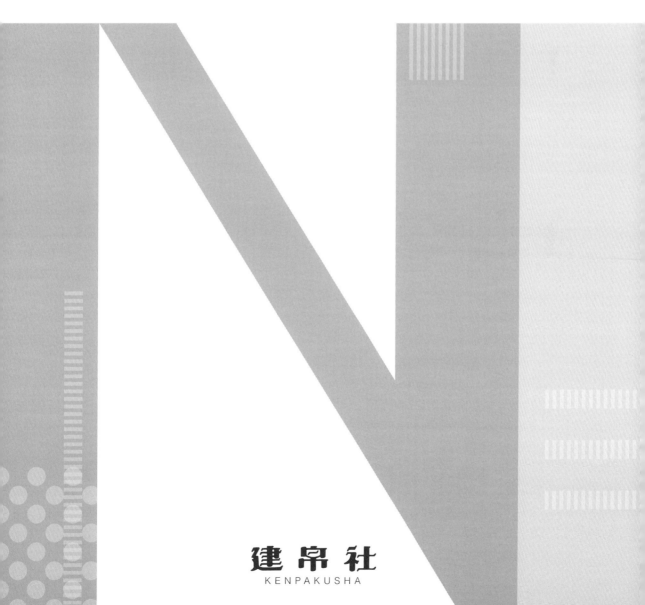

建帛社
KENPAKUSHA

運動は，健康づくりの３本柱として栄養・休養とともに位置づけられている。

1988年から始まった第２次国民健康づくり対策（アクティブ80ヘルスプラン）では，「健康づくりのための運動所要量」(1989年)，「健康づくりのための運動指針」(1993年)，「健康づくりのための年齢・対象別身体活動指針」(1997年）が発表された。続く2000年から始まった健康日本21では，「身体活動・運動」が「栄養・食生活」に次いで取り組むべき分野の２番目に配置され，2006年には，健康づくりのための運動基準2006，運動指針2006が策定された。そして2013年からは健康日本21（第二次）が始まり，健康づくりのための身体活動基準2013，身体活動指針2013が策定された。

『運動生理学』は，このような社会の流れを背景として1987年に栄養士・管理栄養士養成課程の必修教科目として取り入れられ，栄養士法の一部を改正する法律が施行された2002年以降も，多くの栄養士・管理栄養士養成施設のカリキュラムの中で専門教科目として開設されている。

『Nブックス運動生理・栄養学』は，次の編集方針のもとに編纂された。

① 栄養士・管理栄養士養成課程の学生が授業で使用することを念頭に置くとともに，体育系や健康科学系の学生も活用できる内容とする。

② 健康・体力づくりのための運動と栄養について，その理論と実際とを記述する。

③ 成人期以降のみを対象とするのではなく，成長期をも重視する。

すなわち，運動生理・栄養学の基礎的な理論はもとより，“トレーニングと食生活の実際”をライフステージ別に示したことが，本書の大きな特徴である。

本書を上梓するにあたっては，できるかぎり平易に記述するよう努めた。したがって，より高度な内容については専門書を参照していただきたい。また，不備な点についてはご批判，ご助言を賜るようお願い申し上げる次第である。

本書が，健康・体力づくりを目指す方々にとって少しでもお役に立つものとなれば幸いである。

2014年１月

髙　松　　　薫
山　田　哲　雄

三訂版刊行にあたって

　2013年度から健康日本21（第二次）が始まり，ライフステージに応じた健康づくりのための身体活動（生活活動・運動）を推進するために，「健康づくりのための身体活動基準2013」が策定された。一方，「日本人の食事摂取基準2015年版」では，策定目的に生活習慣病の発症予防とともに重症化予防が加わり，エネルギーの指標に体格（BMI）が採用された。このような背景のもと，本書の改訂版が2014年3月に，改訂第2版が2015年4月に刊行された。

　食事摂取基準についてはその後，健康の保持・増進，生活習慣病の発症予防および重症化予防に加え，高齢者の低栄養予防やフレイル予防も視野に入れて，2020年版の策定が行われた。今回，食事摂取基準のほか，国民健康・栄養調査をはじめとする統計資料等の更新への対応を中心に，改訂作業を行った。新しい資料や知見が追加された本書が，読者の皆様のお役に立つものとなれば幸いである。

2021年2月

髙　松　　　薫

山　田　哲　雄

第 1 章

健康・体力づくりの意義と運動の効用

1. 健康・体力とは

1.1 健康とは

（1）健康の定義

　健康の定義として最もよく用いられるのは，世界保健機関（World Health Organization：WHO）憲章に示されている次の一節である。

> 「健康とは，肉体的，精神的および社会的に完全に良好な状態であり，単に疾病や虚弱でないということだけではない。」

　これは，いわば健康の理想の定義というべきものである。

　一方，日本は本格的な高齢社会を目前に控え，何らかの病を患い病床に伏せている高齢者も多くなってきている。このようなことから最近では，「身体に具合の悪いところが多少あっても，社会生活を十分に送ることができれば健康である」という病気と共生する考え方が，健康の現実的な定義として提唱されることも多い。この考え方は，単なる長生きではなく生涯を通じて生きがいのある豊かな生活を営むこと，つまり生活の質（quality of life：QOL）の高い生活を営むことが重要であることを示している。

（2）健康阻害要因

　特定の病気を除く非特異的な健康阻害要因としては，「食生活の乱れ」，「運動不足」，「ストレスの増加」，「喫煙」，「飲酒」がしばしば取り上げられる。これらのうち，食生活と運動の問題は，次のように要約することができる。

1）食生活の乱れ

　エネルギーの過剰摂取が問題となることが多いが，一方で，特に若い世代の女性でみられる極端な痩身志向によるエネルギーの摂取不足もまた問題となっている。さらに，食事内容の欧米化と加工食品の多用などによる栄養素摂取のアンバランス，夜型生活の増加による摂食リズムのアンバランスをはじめ，食生活の乱れを引き起こす要因は多い。

2）運動不足

　現代社会におけるさまざまな機械化・省力化に伴う運動不足の現象は，これまでは

成人期以降の問題であったが，近年では子どもたちの間でも頻繁にみられるように
なってきている。慢性的な運動不足は，健康阻害要因となるばかりでなく体力低下の
直接の原因となるものである。運動不足の人びとが大半を占める一方で，一部の人び
とにとっては過剰な運動が健康を阻害する要因となり得ることも忘れてはならない。

1.2　体力とは

　体力は，身体的要素と精神的要素とに分けて，そして両者はさらに行動体力と防衛
体力とに分けて論じられることが多い（図1−1）。

　行動体力は，外界へはたらきかける体力と考えることができ，仕事や運動・スポー
ツなどの行動を積極的に行うために必要な身体的・精神的な能力である。

　防衛体力は，外界からの種々のストレッサーに対抗する体力と考えることができ，
ストレスに打ち勝って健康に生きていくために必要な身体的・精神的な能力である。

1.3　健康と体力

（1）高いQOLを支える健康・体力

　QOLの高い生活を営むためには，健康・体力の維持・増進が重要になる。健康・
体力を行動体力・防衛体力と対比させた場合，"健康"は防衛体力に，そして"体力"
は行動体力にほぼ対応することになる。また，防衛体力を健康関連体力，行動体力を
運動・スポーツ関連体力とよぶことがある。

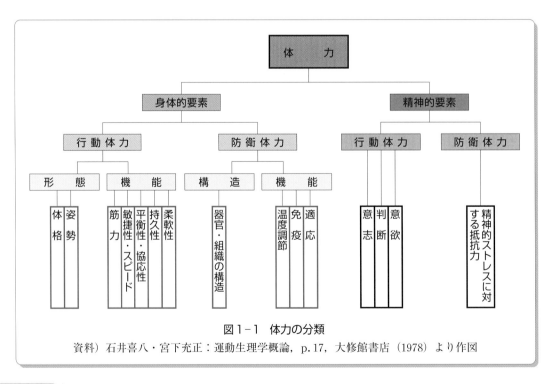

図1-1　体力の分類

資料）石井喜八・宮下充正：運動生理学概論，p.17，大修館書店（1978）より作図

（２）健康・体力の維持・増進と運動・トレーニング

　健康・体力の維持・増進には，運動・トレーニングが有効である。しかし，健康・体力に対して万能で特効薬的な運動は存在しない。したがって，さまざまな運動・トレーニングの身体機能や代謝動態に及ぼす影響を十分に理解し，適切な運動・トレーニングを生活の中に取り入れることが重要である。

　一方，身体諸機能は適度に使えば発達するが，使わなければ退化・萎縮し，過度に使い過ぎれば障害をきたす（ルーの法則）。このことは，普段の生活で運動・トレーニングをほとんど行わない人にも問題があるが，スポーツ選手にみられるような行動体力を高度に発達させようとして激しい運動・トレーニングをし過ぎることにも問題があることを示している。健康・体力の維持・増進にとって，運動・トレーニングの行い方もまさに腹八分目が大切である。

２．健康・体力づくりの３本柱

　生活習慣病予防のためには，食生活，運動習慣，ストレスなどに配慮した日常生活を送らなければならない。つまり，健康づくりを推進することは，バランスのとれた生活習慣を推奨することになる。厚生労働省では，栄養，運動，休養を健康づくりの３本柱と位置づけている。

2.1　栄　　養

　衣・食・住の中でも食（栄養）は健康維持のための根幹であり，適正な摂取量を逸脱したり摂取内容に偏りが生じると健康を阻害することになる。しかし，現代では生活スタイルが多様化し，インスタント食品や加工調理食品を安易に多用するなど，栄養バランスを崩す要因が多い。厚生省（現在の厚生労働省）は，1985年に「健康づくりのための食生活指針」（p.149付表１参照）を発表，2000年にあらたな食生活指針を決定し（2016年一部改正），食生活の具体的なあり方を示した（表１−１）。

表１−１　食生活指針

・食事を楽しみましょう
・１日の食事のリズムから，健やかな生活リズムを
・適度な運動とバランスのよい食事で，適正体重の維持を
・主食，主菜，副菜を基本に，食事のバランスを
・ごはんなどの穀類をしっかりと
・野菜・果物，牛乳・乳製品，豆類，魚なども組み合わせて
・食塩は控えめに，脂肪は質と量を考えて
・日本の食文化や地域の産物を活かし，郷土の味の継承を
・食料資源を大切に，無駄や廃棄の少ない食生活を
・「食」に関する理解を深め，食生活を見直してみましょう

注）　詳細はp.150付表３参照
出典）厚生省・農林水産省・文部省（2000，2016一部改正）（省名は2000年当時）

2.2　運　　　動

　健康を維持・増進するためには，適切な栄養とともに生活の中に運動習慣を取り入れる必要がある。交通手段の発達や労働現場の機械化，家庭電化製品の普及などにより日常的な活動量は減少傾向にあり，趣味・レジャー活動を含めても現代生活は運動不足を招いている。厚生省は，1989年に「健康づくりのための運動所要量」を策定し，1993年には具体的でわかりやすい「健康づくりのための運動指針」（表1-2）を策定した。

　2006年には健康づくりのための運動所要量が見直され，身体活動量と運動量の基準値が「健康づくりのための運動基準2006」として設定された。この報告書では，日常的な歩行の目安を毎日8,000～10,000歩とする一方で，健康づくりのための身体活動量を23メッツ・時/週とし，運動量として4メッツ・時/週という基準値を設定している。

　この基準は，さらに2013年に「健康づくりのための身体活動基準2013」に改定された（p.8，pp.159～167資料1参照）。

2.3　休　　　養

　現代社会では，ストレスによる疲労が健康阻害要因となることが多く，休養により身体的・精神的疲労を回復させることが健康づくりにとって重要である。厚生省は，1994年に「健康づくりのための休養指針」（表1-3）を策定し，休養を生活や人生の中で積極的に位置づけた。

表1-2　健康づくりのための運動指針

```
 1．生活の中に運動を
  ・歩くことからはじめよう
  ・1日30分を目標に
  ・息がはずむ程度のスピードで
 2．明るく楽しく安全に
  ・体調に合わせマイペース
  ・工夫して，楽しく運動長続き
  ・ときには楽しいスポーツも
 3．運動を活かす健康づくり
  ・栄養・休養とのバランスを
  ・禁煙と節酒も忘れずに
  ・家族のふれあい，友達づくり
```

出典）厚生省（1993）

表1-3　健康づくりのための休養指針

```
 1．生活にリズムを
  ・早めに気付こう，自分のストレスに
  ・睡眠は気持ちよい目覚めがバロメーター
  ・入浴で，からだも心もリフレッシュ
  ・旅に出かけて，心の切り替えを
  ・休養と仕事のバランスで能率アップと過労防止
 2．ゆとりの時間でみのりある休養を
  ・1日30分，自分の時間をみつけよう
  ・活かそう休暇を，真の休養に
  ・ゆとりの中に，楽しみや生きがいを
 3．生活の中にオアシスを
  ・身近な中にもいこいの大切さ
  ・食事空間にもバラエティを
  ・自然とのふれあいで感じよう，健康の息吹きを
 4．出会いときずなで豊かな人生を
  ・見出そう，楽しく無理のない社会参加
  ・きずなの中ではぐくむ，クリエイティブ・ライフ
```

出典）厚生省（1994）

3．運動に関する健康増進施策の変遷

3.1　第１次国民健康づくり対策（1978(昭和53)年〜1987(昭和62)年）

高度経済成長により手に入れた経済力や利便性の一方で，運動不足による体力の低下，エネルギーの過剰摂取など，国民は健康づくりへ関心を寄せるようになった。平均寿命も世界一の長寿国となり，生活の質（QOL）が重要視されるようになった。

（1）目　　標

1．生涯を通じる健康づくりの推進（成人病の一次および二次予防）
2．健康づくりの３要素「栄養・運動・休養」の健康増進事業の推進（栄養に重点）

（2）具　体　策

1．妊婦や乳幼児，高齢者から家庭婦人等を対象とした健康診断や保健指導体制の整備
2．健康づくりの基盤整備としての市町村保健センターの設置とマンパワーの確保
3．健康づくりの啓発普及策として，（財）健康・体力づくり事業団の活動推進，市町村健康づくり推進協議会の設置

なお，「第三次改定日本人の栄養所要量」（厚生省，1984）では，日常生活の中に運動習慣を定着させる目的で，「生活活動と付加運動によるエネルギー消費量（目安）」が加えられた。

3.2　アクティブ80ヘルスプラン（1988(昭和63)年〜1999(平成11)年）

「国民健康づくり対策」に対するニーズが高度化・多様化し，各種施策を拡充・強化する必要があった。人生80年という時代で，積極的に自らの健康増進を図るため，ライフスタイルが「栄養・運動・休養」のバランスがとれたものにすることを目標に，第２次国民健康づくり対策（アクティブ80ヘルスプラン）が実施された。

（1）目　　標

1．生涯を通じる健康づくりの推進
2．運動，栄養，休養の中でも特に適切な運動習慣の普及と，健康増進事業の推進

（2）具　体　策

1．健康的な食生活習慣の確立：
　①　「健康づくりのための食生活指針」（1985年）の普及
　②　「健康づくりのための食生活指針」（対象特性別食生活指針）（1990年）の策定
2．健康づくりのための運動指導者の育成：
　①　健康運動指導士資格認定制度の創設（1988年）

　② 　健康運動実践指導者資格認定制度の創設（1989年）

　③ 　運動普及推進員養成事業の実施（1988年）

　3．健康増進施設認定制度の創設：運動型健康増進施設と温泉利用型健康増進施設
　　を認定（1988年）

　4．運動に関する啓発・普及：

　① 　運動所要量の策定（1989年）

　② 　「健康づくりのための運動指針」の策定（1993年）

　③ 　「健康づくりのための休養指針」の策定（1994年）

　④ 　「健康づくりのための年齢・対象別身体活動指針」の策定（1997年）

（3）健康づくりのための運動所要量の概要

　1．運動の強度と質：最大酸素摂取量の50％強度の有酸素運動

　2．運動継続時間：10分以上継続した運動で，合計20分以上であることが望ましい

　3．運動頻度：原則として毎日行うことが望ましい

　なお，「運動強度は個人の健康状態および全身持久力に応じて適切に設定し，病人
や高齢者については，運動の安全域が縮小するため，より厳密な管理のもとで運動を
行うことが必要」としている。運動強度を最大酸素摂取量の50％とした場合の1週間
あたりの合計運動時間を表1−4に示した。

表1−4　1週間あたりの合計運動時間（運動強度：最大酸素摂取量の50％）

	20歳代	30歳代	40歳代	50歳代	60歳代
1週間の合計運動時間（分）	180	170	160	150	140
目標心拍数（拍/分）	130	125	120	115	110

　　注）目標心拍数は，安静時心拍数を70拍/分として求めた。

（4）健康づくりのための運動指針の概要

　「生活の中に運動を」，「明るく楽しく安全に」，「運動を活かす健康づくり」を明示
している（詳細はp.4参照）。

（5）健康づくりのための年齢・対象別身体活動指針の概要

　日常生活活動から運動・スポーツに含まれるすべての身体活動を対象としているの
が特徴である。健康づくりのための身体活動のあり方についての検討を，「成長期」，
「青・壮年期」，「高齢期」，「女性」に4区分しており，望ましい身体活動のあり方を
提示している（pp.151〜152付表4参照）。有酸素運動に加え，筋力増強等に寄与する安
全な身体活動についても言及している。

3.3　健康日本21（2000(平成12)年〜2012(平成24)年度）

　21世紀は高齢社会であり，病気や介護による負担が増大する懸念がある。生活習慣病や寝たきり，認知症などによりQOLを低下させないため，日頃から健康づくりを実践し，健康で明るく活気に満ちた社会を目指すことを目標としている。

（1）目　　標
　　1．一次予防の重視
　　2．高いQOLの維持
　　3．保健医療水準の具体的目標を定め，諸施策を体系化する

（2）活 動 分 野
　　2010年を目途とした9分野70項目の具体的数値目標（詳細はp.102参照）。

（3）健康日本21における身体活動・運動についての目標（数値）抜粋
　　1．意識的に運動を心がけている人の増加：男性52.6%　女性52.8%（2000年）→ 63%以上に（2010年）
　　2．日常生活における歩数の増加：2010年までに約1,000歩，600〜700mの増加
　　3．運動習慣者*の増加：男性28.6%　女性24.6%（2000年）→ 男性39%　女性35%以上に（2010年）
　　4．外出についての積極的な態度をもつ人（高齢者）の増加
　　5．何らかの地域活動を実施している人（高齢者）の増加
　　＊運動習慣者　　1回30分以上の運動を，週2回以上，1年以上継続している者。

（4）健康増進法（2003(平成15)年5月1日施行）
　　「国民は，生涯にわたって，自らの健康状態を自覚し健康増進に努めること。国や地方公共団体は，健康増進に関する正しい知識の普及や分析・研究の推進，人材の育成，技術的援助の提供等に努力する」とある。注目すべき点は禁煙についてであり，多数の人が集まる施設では禁煙・分煙の配慮義務の明記があり，「受動喫煙の防止」について一章が設けられている（2020年4月改正法施行）。

（5）健康づくりのための運動基準2006〜身体活動・運動・体力〜（2006（平成18）年7月）
　　「健康づくりのための運動所要量」を基本に，現在の知見に基づき作成された。「健康づくりのための運動所要量」との違いは，身体活動量・運動量・体力の基準値を示していることである（システマティック・レビューによる）。また，生活習慣病と筋力などの体力との関係も検討している。身体活動・運動量の基準値として，① 身体活動量：23メッツ・時/週（歩行中心の活動で8,000〜10,000歩/日），② 運動量：4メッ

ツ・時/週（ジョギング・テニスで約35分）と規定している。これらの基準値は，策定時点での科学的根拠に基づいたものであり，定期的な改訂が必要である。

（6）健康づくりのための身体活動基準2013（2013(平成25)年4月〜）

　ライフステージに応じた健康づくりのための身体活動（生活活動・運動）を推進することを目的に策定された。以下に，主だった変更点と新たに付加された内容を8項目にまとめる（詳細はpp.159〜167資料1を参照のこと）。

① 名称が「運動基準」から「身体活動基準」へ変更された。

②「3メッツ以上の身体活動を23メッツ・時/週」と「3メッツ以上の運動を4メッツ・時/週」を踏襲。運動強度の目安として「歩行またはそれと同等以上の強度の身体活動を毎日60分＝23メッツ・時/週」と「息が弾み汗をかく程度の運動を毎週60分＝4メッツ・時/週」が新たに付記された。

③ 身体活動によるリスク低減は，糖尿病や循環器疾患に加え，一部のがん，ロコモティブシンドローム，認知症も含まれる。

④ 子どもから高齢者までの基準（ライフステージ別）。

⑤ 65歳以上の高齢者を対象に「強度を問わず，身体活動を毎日40分＝10メッツ・時/週」という新たな基準が示された。

⑥ すべての世代を対象として「今より1日10分多くからだを動かすこと」（プラス・テン）が提案された。

⑦ 保健指導を行う際の運動可否判断や，運動指導を実施する際の留意事項を示した。

⑧ 身体活動を推進するための社会環境整備の重視。

　併せて，国民向けパンフレット「アクティブガイド」として，健康づくりのための身体活動指針が作成された（pp.168〜170資料2参照）。

3.4　健康日本21（第二次）（2013(平成25)年度〜2023(令和5)年度）

　21世紀のわが国において少子高齢化や疾病構造の変化が進む中で，生活習慣および社会環境の改善を通じて，ライフステージに応じて，健やかで心豊かに生活できる活力ある社会を実現する。2013（平成25）年度から2023（令和5）年度まで（2021年に1年間延長された）の「二十一世紀における第二次国民健康づくり運動（健康日本21（第二次））」を推進するものである（p.102, p.153付表5参照）。

（1）目　　標

1．健康寿命の延伸と健康格差の縮小

2．生活習慣病の発症予防と重症化予防の徹底

3．社会生活を営むために必要な機能の維持及び向上（それぞれのライフステージにおいて，こころの健康を含む）

　　　4．健康を支え，守るための社会環境の整備
　　　5．栄養・食生活，身体活動・運動，休養，飲酒，喫煙，歯・口腔の健康に関する
　　　　生活習慣及び社会環境の改善

（2）健康日本21（第二次）における身体活動運動分野の目標値

　　　1．歩数の増加（1,000～1,500歩の増加）
　　　　20歳～64歳：男性9,000歩／日，女性8,500歩／日
　　　　65歳以上：男性7,000歩／日，女性6,000歩／日
　　　2．運動習慣者の割合の増加（約10%の増加）
　　　　20～64歳：男性36%，女性33%，総数34%
　　　　65歳以上：男性58%，女48%，総数52%
　　　3．住民が運動しやすいまちづくり・環境整備に取り組む
　　　　自治体の増加（すべての都道府県）
　　　　17都道府県⇒47都道府県

4．運動不足の悪影響

4.1　身体活動の現状

　　身体活動の現状は，社会や経済的な影響を多く受けているものと考えられる。高度経済成長を経た車社会である現在，仕事では自動化・省力化された機器の，自宅でも利便性の高い家庭用電化製品の普及などにより，身体活動量減少につながる要因は多々ある。

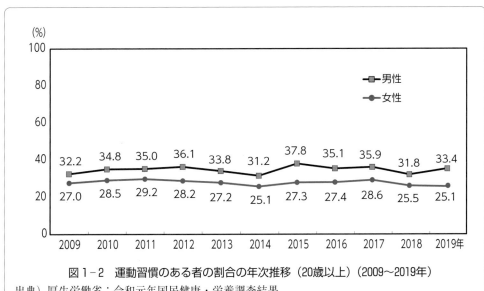

図1-2　運動習慣のある者の割合の年次推移（20歳以上）（2009～2019年）

出典）厚生労働省：令和元年国民健康・栄養調査結果

　ここで，厚生労働省による令和元年国民健康・栄養調査結果から健康づくりのための身体活動や運動の実践状況をみることにしよう。運動習慣のある者の割合は，男性で33.4%，女性で25.1%である。ここでいう運動習慣のある者とは，健康づくりのための身体活動や運動を1回30分以上，週2回以上実施し1年以上継続している者を指す。過去10年間の推移をみると，男性では有意な増減はなく，女性では有意に減少している（図1-2）。今後は，健康日本21（第二次）で目標とする，さらなる活動量（歩数の増加）や，健康づくりのための身体活動基準2013で強調されているプラス・テン（今より10分多く身体を動かす），運動習慣者を増やす取り組み，また，運動のための環境整備に取り組む自治体の増加が目標であり課題となる。

　つぎに，生活習慣病にかかわる大きな要因として取り上げられている肥満であるが，男性では30～60歳代の3割，女性は60～70歳代の2割以上にBMIが25以上の肥満がみられる。一方，近年の若年女性の多くがもつ痩身願望を反映し，同調査では低体重者の割合は20歳代女性で2割を超えている（p.120図3-20参照）。残念ながら男性の肥満者の割合は，過去10年間の推移をみると微増のようである（図1-3，p.120図3-19参照）。女性の肥満者の割合は，過去からの推移をみると右肩下がりできたが，直近10年は横ばいである。なお，健康日本21（第二次）の2022年度の目標値は以下のとおりである。

　　　20歳代女性のやせの者　　　20%
　　　20～60歳代男性の肥満者　　28%
　　　40～60歳代女性の肥満者　　19%

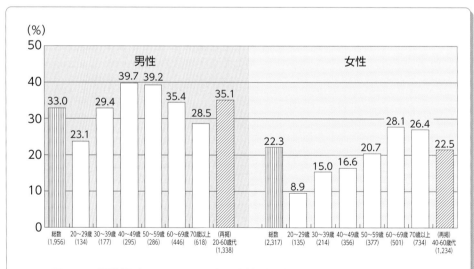

図1-3　肥満者（BMI≧25kg/m²）の割合（20歳以上，性・年齢階級別）
出典）厚生労働省：令和元年国民健康・栄養調査結果

4.2　身体活動と体力

（1）青年期（6〜19歳）における体力（過去との比較と今後の目標）

　青年期（6〜19歳）の体力水準が最も高かった1985年頃と比べれば，依然として低い値ではあるが近年は回復基調にある。おおよそ30年前に比べTVゲームや，パーソナルコンピュータ，インターネットや携帯・スマートフォンなどが普及したこと，また学習塾など習い事へ費やされる時間の増加等が身体活動量を減らしてきたことと無関係ではないだろう。

　2012年3月，スポーツ基本法の規定に基づいて，スポーツに関する施策の総合的かつ計画的な推進を図るための重要な指針としてスポーツ基本計画が策定された。「5年間，体力の向上傾向が維持され，確実なものとなることを目標」とした。

　その後2017年3月に第2期スポーツ基本計画が，2022年3月には2022〜2026年度までの5年計画として第3期スポーツ基本計画が策定された。第2期では，中長期的なスポーツ政策の基本方針として，スポーツで①「人生」が変わる！②「社会」を変える！③「世界」とつながる！④「未来」を創る！を掲げた。第3期ではその4つの基本方針は踏襲しつつ，さらに国民がスポーツを「する」「みる」「ささえる」ことを真に実現できる社会を目指す「新たな3つの視点」として，スポーツを「つくる／はぐくむ」，スポーツで「あつまり，ともに，つながる」，スポーツに「誰もがアクセスできる」が示された。

（2）成人期の体力（運動・スポーツの実施と体力）

　運動・スポーツを週1日以上実施している群およびスポーツクラブに所属している群の体力は，男女ともにすべての年代（20〜79歳）において，運動・スポーツを実施していない群およびスポーツクラブに所属していない群よりも高い。また，学校時代に運動部に所属していた人は男女の全年代で，経験あり群が経験なし群よりも高い（図1-4）。

　加齢とともに体力は低下する。しかし体力は個人が実施する日々の身体活動・運動習慣によるところが大きい。例えば，寝たきりなど究極の運動不足状態になれば，全身持久力や筋力など生理諸機能は瞬く間に低下する。運動・スポーツに親しむ機会を増やすことが体力向上へ大きく貢献することは間違いないであろう。

5．運動とQOL

5.1　QOLとは

　クオリティ・オブ・ライフ（quality of life：QOL）は，「生活の質」を意味し，生きがいをもって自己実現を果たせる日常生活を過ごしていけるか否かを問題とするものである。

　慢性疾患患者に対してさまざまな治療が奏功し病状が改善していたとしても，治療

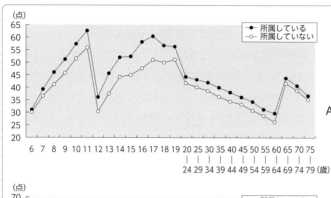

A　運動部・スポーツクラブ所属の有無別新体力テストの合計点（男子）

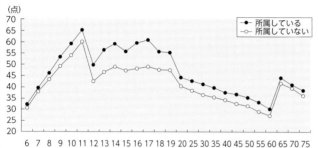

B　運動部・スポーツクラブ所属の有無別新体力テストの合計点（女子）

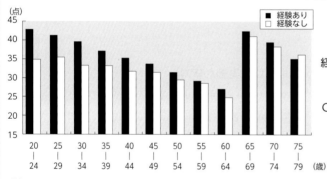

経験あり：中学・高校・大学のいずれかにおいて運動部（クラブ）活動の経験がある群を示す。

C　学校時代の運動部（クラブ）活動の経験別新体力テストの合計点（男子）

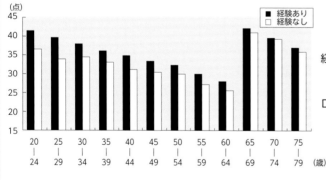

経験あり：中学・高校・大学のいずれかにおいて運動部（クラブ）活動の経験がある群を示す。

D　学校時代の運動部（クラブ）活動の経験別新体力テストの合計点（女子）

図1-4　運動・スポーツの実施と体力

注）1．合計点は，新体力テスト実施要項の「項目別得点表」による。
　　2．得点基準は，A・Bは6～11歳，12～19歳，20～64歳，65～79歳で，C・Dは20～64歳，65～79歳で異なる。

出典）スポーツ庁：令和元年度体力・運動能力調査結果の概要

に伴う副作用等から患者の日常生活が苦痛であふれているならば，QOLは著しく低下する。同様に，食事療法や運動療法においても包括的なケアが必要とされており，特に健康関連職にある者はあらゆる人のQOLに関心を寄せるべきである。

　QOLの測定を行う際には，自己記入方式による質問紙法が用いられることが多い。中でも健康と直接関連のあるQOL（health related QOL：HRQOL）は，医療におけるQOL研究で多く使用されている。代表的なHRQOL尺度として，Short-Form-36（SF-36）がある。この尺度は健康を多次元のままに表現するものであり，身体的健康度として身体機能，日常役割機能（身体），身体の痛み，全体的健康観といった尺度が含まれる。また，精神的健康度としては心の健康，日常役割機能（精神），社会生活機能，活力といった尺度が含まれる（図1-5）。このような2因子8尺度によって多面的に健康状態を評価でき，性別，年代別に算出された国民標準値との比較が可能である。

　1986年のオタワ憲章は，「ヘルスプロモーションとは，人々が自らの健康をコントロールし改善するためのプロセスである」と定義し，「健康は，生きることの目的ではなく，生きて行くために必要不可欠な資源である」と位置づけた。ヘルスプロモーションの理念を実現するためのモデルとして，グリーンらによってプリシード・プロシードモデルが提唱された（図1-6）。このモデルでは，最終目標を人びとの「QOL」とし，その展開過程を9段階に分けて示している。

　プリシード（precede：predisposing, reinforcing, and enabling constructs in education/environmental diagnosis and evaluation）とは「先立って行われる」という意味があり，教育・環境の診断と評価のための準備，強化実現の要因の頭文字である。

　プロシード（proceed：policy, regulatory and organizational constructs in educational and environmental development）とは「続いて行われる」という意味があり，教育・環境の開発における政策的・法規的・組織的な要因の頭文字である。保健政策の計画・実施・評価を行う際に踏まえておくべき理論的背景である。

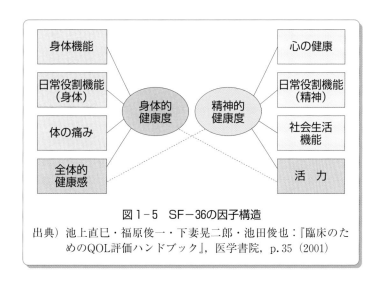

図1-5　SF-36の因子構造

出典）池上直巳・福原俊一・下妻晃二郎・池田俊也：『臨床のためのQOL評価ハンドブック』，医学書院，p.35（2001）

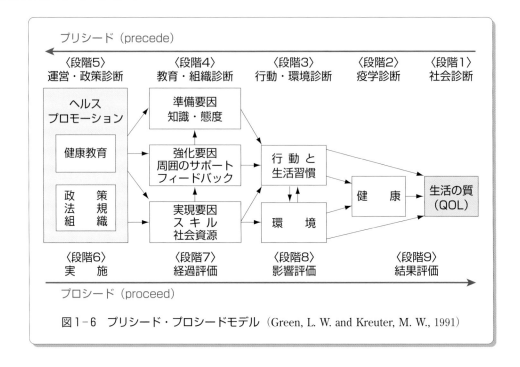

図1-6　プリシード・プロシードモデル（Green, L. W. and Kreuter, M. W., 1991）

5.2　ADL・生活機能およびQOLと運動習慣

　ADL（activities of daily living）は，QOLとともにさまざまな人びとの生活を評価する際に重要視される尺度である。両者の違いは，QOLは本人の健康度やこれに起因する日常生活機能を本人の目を通して報告させているのに対して，ADLは第三者の観察者を介して測定される点にある。

　両者の関連性に関してはいまだ議論の余地があるが，運動の効果としてQOLやADLおよび生活機能が改善した報告例は多い。浅井らは施設入所高齢者に対して10週間にわたる運動介入を行い，身体的体力レベルの一部（握力，脚伸展筋力）や身体的活動能力（起居能力，手腕作業能力，身辺作業能力）に有意な向上がみられたが，QOLの明らかな向上はみられなかったと報告している[1]。しかし，神野らは地域在宅要介護高齢者に対してレジスタンス運動を含めた生活機能改善プログラムによる介入試験を行い，身体的生活機能および精神的生活機能の改善を認めている[2]。このように，ADLとQOLとの関連および運動習慣の影響に関してはさらに検討が必要と考えられる。

　生活機能の制限因子の一つに歩行能力があり，自立歩行能力を維持することは介護予防の視点からも大変重要な課題とされている。自分の体重を移動させる能力が維持されることは，日常生活動作（ADL）や生活の質（QOL）が維持されることと密接に関連していることは容易に察することができる。このような背景から，歩行能力に影響を与える体力因子の分析や運動介入を試みた研究報告は近年多くみられるようになった。その結果，特に大腿前部の筋力を示す膝関節伸展力と歩行能力との関連性が

表1-5　運動の心理学的な関連要因

関連要因	全体的な運動 との関連
態　度	00
運動のバリア	－ －
運動の統制感	＋
運動の楽しさ	＋ ＋
恩恵への期待	＋ ＋
ヘルス・ローカス・オブ・コントロール	0
行動意図	＋ ＋
健康や運動に関する知識	00
時間のなさ	－ －
気分障害	－ －
規範信念	00
健康または体力の知覚	＋ ＋
パーソナリティ変数	＋
ボディイメージの悪さ	－
心理的健康	＋
運動に対するセルフエフィカシー	＋ ＋
自己動機づけ	＋ ＋
運動に対する自己シエマ	＋ ＋
行動の変化ステージ	＋ ＋
ストレス	0
疾病の易罹患性	00
運動成果に対する価値	0

注）　＋＋：くり返し示された運動との正の関連，＋：弱いま
　　　たは複合的な運動との正の関連，00：くり返し示された
　　　運動との関連なし，0：弱いまたは複合的な運動との関
　　　連なし，－－：くり返し示された運動との負の関連，
　　　－：弱いまたは複合的な運動との負の関連
出典）村上雅彦：「運動継続：心理学的レビュー」，体育の科
　　　学，**55**（1），11（2005）

高いことが確認されている。したがって，歩行能力を維持するためには歩行動作などに重要な働きをもつ大腿伸展筋および大腰筋を鍛えることが必要と考えられる。特に高齢者では加齢による筋量の低下に伴い，筋力も低下する。さらに筋力トレーニングを実施した時の高齢者の筋量増加は，若年者と比べると低値を示すことが多い。

　いずれにせよ，筋力トレーニングをはじめとする運動習慣が，身体機能および生活機能を改善することは性・年齢を問わず疑いの余地がなく，その結果ADLの，そして最終的にはQOLの改善・維持に貢献するものと結論できよう。

　2000年に策定された「21世紀における国民健康づくり運動（健康日本21）の推進について」の前文で，「痴呆や寝たきりにならない状態で生活できる期間（健康寿命）の延伸を図っていくことが極めて重要となっている」と述べられている。「健康日本21」で従来の平均寿命と異なって健康寿命を用いたのは“生命が維持されていることはそれなりに大切なことではあるが，これからの国民の「健康づくり」運動にあっては，いつまでも元気で生活できることを目標にすることが重要である”との認識に基づくものと考えられる。健康寿命は活動的平均余命ともいわれ，平均余命が死亡に至るまでの単純な時間を表現しているのに対して，QOLを加味したものが活動的平均余命であるという考え方である。前述の歩行能力確保のためのトレーニングと同様に，介護予防としての運動継続がますます重要視されてきている。

　運動を継続することにより，さまざまな心理的変化も生じる。運動行動に関連する心理学的要因が，運動継続に対する介入因子として検討されている（表1-5）。一般的には運動を継続するのは容易ではなく，ドロップアウトする人びとをできるだけ減少させるためにも，日本の文化・風土と整合した介入方法が検討される必要がある。

文　献

●引用文献

1）浅井英典・新開省三・井門恵理子：「施設入所老人のQOLの改善に向けた体力医学的介入研究」，第12回「健康医科学」研究助成論文集，**3**，1〜9（1997）

2）神野宏司・杉本錬堂・塩田尚人・荒尾　孝：「地域在宅要介護高齢者に対する生活機能改善プログラムが身体的・精神的生活機能に及ぼす効果」，体力研究，**103**（3），1〜9（2005）

●参考文献

・苫米地孝之助監修，宮城重二編著：『Nブックス改訂健康管理論』，建帛社（2014）

・東あかね・石樽清司：『健康管理概論』，講談社サイエンティフィク（2000）

・山本順一郎：『運動生理学』，化学同人（2005）

・（社）日本栄養士会：『健康日本21と栄養士活動』，第一出版（2000）

・郡司篤晃・川久保清・鈴木洋児：『身体活動と不活動の健康影響』，第一出版（1998）

・宮下充正：「スポーツ医・科学の果す役割」，*Sportsmedicine*，**73**，33〜36（2005）

・池上直巳・福原俊一・下妻晃二郎・池田俊也：『臨床のためのQOL評価ハンドブック』，医学書院（2002）

・土井由利子：「総論−QOLの概念とQOL研究の重要性」，保健医療科学，**53**（1），176〜180（2004）

・山崎裕司：「下肢筋力と歩行訓練」，総合リハ，**32**（9），813〜818（2004）

・久野譜也・坂戸洋子：「高齢者になぜ筋力トレーニングが必要か」，体育の科学，**54**（9），713〜719（2004）

・村上雅彦：「運動継続：心理学的レビュー」，体育の科学，**55**（1），10〜14（2005）

運動・トレーニングと身体の応答

1. 健康・体力と身体諸機能および生体内代謝との関係

　健康・体力の基本的な考え方については第1章で述べたが，運動・トレーニングは，生理的・代謝的応答を介して，健康・体力に大きな影響を及ぼすことになる。

　前述のように，体力は行動体力と防衛体力とに分類される（p.2参照）。身体的な行動体力を狭義の体力として，身体的な防衛体力を健康の中に位置づけた場合，健康・体力と身体諸機能および生体内代謝との関係，そしてこれらの関係に及ぼす運動・トレーニングの影響は以下のようにまとめられる。

1.1　身体諸機能との関係
（1）健康と身体諸機能との関係

　身体は，ストレスに対して自律神経系，内分泌系および免疫系を中心とする身体諸機能を動員して，そのストレスに適応する機序，あるいは恒常性を保とうとする機序を有している。ストレスの強さが適当であれば，身体はうまく適応し健康の維持・増進に結びつくが，強すぎれば拒否反応を起こし病気やけがを誘発する。

　運動・トレーニングもストレッサーの一つである。運動・トレーニングによる適度な物理的・生理的・心理的ストレスを活用して，健康・体力の維持・増進を図る必要がある。その際には，運動・トレーニングによるストレスの大きさに個人差があることに注意する必要がある。同じ運動・トレーニングを行っても，それに対する身体諸機能の反応に大きな個人差があるからである。

　また，呼吸・循環器系と運動器系の形態と機能を高めることは，生体内代謝と密接に関連しながら，糖・脂質代謝異常をはじめとする生活習慣病の予防・改善に貢献することになる。

（2）行動体力と身体諸機能との関係

　行動体力は，運動を起こす力である筋力と瞬発力（無酸素性パワー），運動を持続する力である持久力（無酸素性と有酸素性，全身と筋），運動をまとめる力である調整力と柔軟性に分けられる。なお，運動を起こす力と持続する力をエネルギー系体力とよび，運動をまとめる力を運動制御系（サイバネティックス系）体力とよぶことがある。

1) 筋　　　力

　筋力は，筋が収縮して一度に大きな力を発揮する能力であり，大きな力が要求される運動・スポーツの成績を決定する重要な要因である。

　筋力の優劣の指標には，一般に握力などのように身体の各部位で静的に発揮する最大筋力が用いられているが，ベンチプレスなどの最大挙上重量（1 repetition maximum：1RM）のように動的に発揮する最大筋力も用いられている。

　最大筋力は，筋断面積（筋の太さ）に比例する。しかし，同じ筋断面積であっても最大筋力が異なることがある。その主な原因として，筋に含まれる脂肪量のほかに，力を発揮しようとする意欲（中枢神経系からの運動単位（neuro muscular unit：NMU）の動員量）があげられる。いわゆる「火事場の馬鹿力」は，中枢の制御がとれて運動単位の動員量が普段よりも多くなり，本人もびっくりするような力を発揮することである。このほかに，形態も原因の一つにあげられる。このことは，骨の長さや，筋の骨への付着部位の違いによってテコ比が異なり，筋が発揮した力を外に伝えるのに有利な形態と不利な形態があることからも理解できよう。

2) 瞬発力（無酸素性パワー）

　瞬発力（無酸素性パワー）は，一時的，集中的に大きなエネルギー（ATP-CP系エネルギーまたは非乳酸性エネルギー）を出す能力であり，約10秒以内で終わる運動・スポーツの成績を決定する重要な要因である。

　瞬発力の優劣の指標には，スピーディーにパワフルに行う約10秒以内の成績，例えば50m走，垂直跳び，ハンドボール投げのような全身運動の成績（記録），肘屈曲，膝伸展のような局所運動の成績（発揮パワー）が用いられている。

　このような運動の成績は，筋力の大きさが有利となるが，それだけで優れた成績を上げられるとはかぎらない。運動の中には，大きな力が要求されるもの（力型）もあれば，大きなスピードが要求されるもの（スピード型）もあるからである。そのために，筋断面積（筋の量）のほかに速筋線維と遅筋線維の比率で表される筋線維組成（筋の質）も成績を決める要因として重要になる。また，手足の長い人はスピード型の運動に優れ，手足の短い人は力型の運動に優れているといわれるように，形態も成績を決める大きな要因になる。さらに神経機能は，前項で述べた筋力以上に重要になる。スピーディーにパワフルに行う全身運動，局所運動では，多くの場合，反応の速さや動作の切り換えの速さが要求されたり，動作の巧みさが要求されるからである。

3) 無酸素性持久力

　無酸素性持久力は，酸素を摂取しないでエネルギー（乳酸性エネルギー）を出す能力であり，約30秒〜2分で終わる運動・スポーツの成績を決定する重要な要因である。

　無酸素性持久力の優劣の指標には，約1分で著しく疲労するような運動中の酸素不足量とみなされている最大酸素負債量（非乳酸性酸素負債量＋乳酸性酸素負債量）や最大酸素借が用いられている。また，30秒間の全力ペダリング運動テスト（ウインゲートテスト）における平均パワーやその運動後の最高血中乳酸濃度なども用いられている。

無酸素性持久力は，無酸素性パワーの持続能力などともよばれることから，その優劣には前述の無酸素性パワーの優劣に関与する神経機能，筋機能，骨・関節機能などの要因が大きく影響する。それに加えて，乳酸の蓄積やpHの低下に耐えて運動を続けることができる筋機能（解糖系の活性水準，筋緩衝能など）も無酸素性持久力の優劣を決める要因として重要である。

4）有酸素性持久力

有酸素性持久力は，酸素を摂取しながらエネルギー（有酸素性エネルギー）を出す能力であり，約3分以上続く運動・スポーツの成績を決定する重要な要因である。いわゆる「スタミナ源」である。

有酸素性持久力の優劣の指標には，トレッドミルや自転車エルゴメーター，持久走や20mシャトルランなどにより測定される最大酸素摂取量と無酸素性作業閾値（anaerobic threshold：AT，乳酸性作業閾値，換気性作業閾値ともいう）が用いられる。最大酸素摂取量は運動中に摂取することができる酸素の最大値であり，無酸素性作業閾値は有酸素性エネルギーのみで運動ができる酸素摂取量の上限である。

有酸素性持久力は，外界から酸素を摂取する呼吸機能（肺換気量，肺での酸素拡散容量など），全身へ酸素を送る循環機能（心拍出量，1回拍出量，血流量，ヘモグロビン量，筋での酸素拡散容量など）に大きく影響される。それに加えて，酸素やエネルギー源を貯蔵し，それを効率よく利用することができる筋機能（筋毛細血管数，ミオグロビン量，筋グリコーゲン量，筋線維組成，ミトコンドリア数，酸化酵素の活性水準など）も有酸素性持久力の優劣を決める重要な要因である。

5）調　整　力

調整力は，運動やスポーツを巧みに行うことができる能力，あるいは新しい運動・スポーツの技術を素早く身につけることができる能力（運動技術の学習能力）であり，俗にいう「運動神経がよい・悪い」，「器用・不器用」などと同じである。

調整力は，敏捷性，平衡性，巧緻性などに分けられる。

敏捷性の優劣の指標には反応の速さ（反応時間テストなど）や動作の切り替えの速さ（タッピングテストなど）などが用いられ，平衡性の優劣の指標にはバランス能力（開眼または閉眼片脚立ちテストなど）が用いられている。一方，巧緻性はさまざまな運動課題に対する動作の巧みさとしてとらえられているが，人が行っている運動・スポーツがあまりにも多様で複雑でありすぎるために，その優劣を客観的にみる測定評価法はいまだに十分に確立されていない状況にある。

調整力の優劣は先天的な素質に影響されるが，神経機能が著しく発達する幼児期から青少年期にかけて後天的に身につけた動きの量（種類）とその質にも影響される。しかし現実には，運動・スポーツの上手な人もいれば下手な人もいる。また，新しい運動・スポーツ技術を身につけることが早い人もいれば遅い人もいる。このような差はなぜ生じるのであろうか。

運動・スポーツは，視覚，聴覚，味覚，嗅覚，触覚（五感）などの感覚機能，感覚

器から得た情報を処理し効果器である筋に伝える中枢および末梢神経機能が統合・制御されて行われている。また，人が運動・スポーツを行う際には筋が収縮し力を発揮するが，そこでは運動課題に即して力の強さの調整（grading），空間的調整（spacing），時間的調整（timing）が行われている。

　調整力の優劣には，おそらくこのような感覚機能や神経機能の統合・制御，あるいは力の調整の巧みさが関与しているものと考えられるが，その機構については運動・スポーツの技術の学習機序と同じように，いまだに十分に解明されていない状況にある。最近，脳科学が急速に発展しているので，これまでブラックボックスであった脳機能の解明が飛躍的に進むと考えられる。

　調整力は未解決の部分も多いが，神経系の体力であるといわれるように，この優劣が神経機能に大きく影響されることは確かである。

6）柔　軟　性

　柔軟性は関節の可動性を示す能力で，この能力に優れていると大きなスピードやパワーを出すのに役立つ大きな動きができるばかりでなく，器用で美しくけがを起こさない安全な動きができるようになる。また悪い姿勢で生じる疾病の予防もできる。

　柔軟性の優劣の指標には，一般には，長座体前屈のような静的な姿勢での関節の可動性が用いられている。また，関節部位の形状や，靭帯の弾力性，筋・腱の伸展性などのほかに，神経機能（伸張反射の抑制），上体起こしのような姿勢では筋力にも影響される。

1.2　生体内代謝との関係

（1）健康と生体内代謝との関係

　健康は，生体内代謝（以下，代謝と略）が低下した場合や逆に過度に亢進した場合には損なわれる。運動の不足は代謝を低下させ，適度な運動は代謝をほどよく高め，そして過激な運動は代謝の過度の亢進を引き起こす。その際，栄養は運動による影響をさらに修飾することになる。

　エネルギーと各栄養素の代謝に及ぼす運動・トレーニングと栄養の影響は，以下のように要約される。

1）エネルギー

　体重を維持することが望ましい人の場合には，体重の減少は栄養状態を悪化させ，体重の増加は生活習慣病の危険度を高めることになる。運動を行った際には，付加エネルギー消費量に見合うだけのエネルギーを補充することが必要になる。エネルギー必要量は，WHOの定義に従い，「ある身長・体重と体組成の個人が，長期間に良好な健康状態を維持する身体活動レベルのとき，エネルギー消費量との均衡が取れるエネルギー摂取量」と定義される（日本人の食事摂取基準2020年版）。

　一方，体重の減少または増加を目標とする場合には，運動を併用することによって体組成をより望ましいものとすることが可能になる（p.139参照）。

2）炭水化物と脂質

炭水化物・脂質・たんぱく質は，エネルギー源となり得ることから三大栄養素として論じられることが多く，エネルギー摂取量に占めるこれらのエネルギー比率はエネルギー産生栄養素バランス（＝PFC（protein fat carbohydrate）比率）とよばれる。中でも，炭水化物と脂質は主たるエネルギー源となり，両者はその相対的な関係で論じられなければならない。

戦後の食糧事情が悪かった時代には脂質の摂取量が少ないことが問題であったが，近年では脂質の過剰摂取が問題となっている。脂肪細胞では，脂肪の過剰蓄積状態が継続するとアディポサイトカイン合成異常が出現する。中でも内臓脂肪増加に伴うレプチンの過剰分泌は，レプチン抵抗性をもたらし，動脈硬化が進行し，糖尿病，高血圧，脂質異常症といったメタボリック症候群を引き起こす。

運動の不足は，糖・脂質代謝に悪影響を及ぼす。運動が適切に行われた場合には糖・脂質代謝が改善されるが，過激な運動の場合には，高血糖が引き起こされ，また脂質の燃焼が妨げられることになる（p. 72, 77参照）

3）たんぱく質

たんぱく質は，栄養素の機能（①エネルギー源となる，②身体構成成分となる，③生理機能を調節する）のすべてに関与する栄養素であり，その摂取不足は栄養状態の悪化を引き起こす。一方，運動時にはたんぱく質の摂取量増加が推奨される場合がしばしばみられるが，過剰な摂取はインスリン感受性の低下や尿中カルシウム排泄量の増加，慢性腎臓病（Chronic Kidney Disease：CKD）のリスクの増加をはじめとするさまざまな弊害を引き起こすことを忘れてはならない。

運動の不足と過剰は，たんぱく質必要量を上げることが知られている（p. 81参照）。また，エネルギー摂取量が制限されている場合には，たんぱく質のエネルギー源としての役割が大きくなるためにその利用効率が低下する（p. 80参照）。

4）ビタミンと無機質（ミネラル）

ビタミンと無機質（ミネラル）は，微量で生理機能を調節するのに不可欠な栄養素であり，その摂取不足により種々の欠乏症が引き起こされる。また，大量摂取による過剰症が問題となるものもある。

運動がすべてのビタミンと無機質の必要量を上げるか否かは不明であるが，日常の食生活が望ましいものであるならば，運動時のエネルギー摂取量増加分をバランスのよい食事で補うことで健康上の大きな問題は起こらない。体重減量の場合には，サプリメントの活用が必要になるケースも考えられる（p. 108参照）。

（2）行動体力と生体内代謝との関係

1）炭水化物，脂質，たんぱく質

エネルギー産生栄養素である炭水化物，脂質，たんぱく質は，いずれも食事として摂取され，アデノシン三リン酸（Adenosine triphosphate：ATP）合成に用いられる。たん

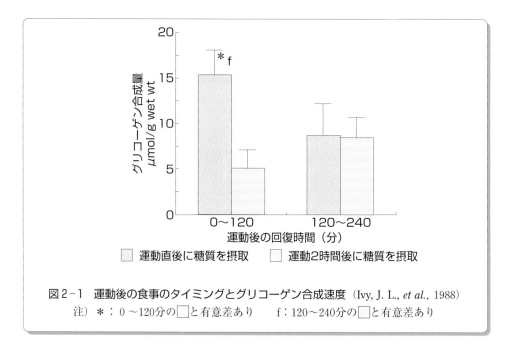

図2-1　運動後の食事のタイミングとグリコーゲン合成速度（Ivy, J. L., *et al.,* 1988）
　　　注）＊：0〜120分の□と有意差あり　　f：120〜240分の□と有意差あり

ぱく質は，エネルギー産生栄養素ではあるが身体構成成分として果たす意義が大きい。

2）ビタミンと無機質（ミネラル）

ビタミンB群は，TCA回路やアミノ酸代謝などエネルギー代謝にかかわっている。また，無機質（ミネラル）は，浸透圧調整，酸塩基平衡，酵素作用の調節，代謝調節などさまざまなはたらきをしている。

3）運動後の炭水化物，たんぱく質の補給

体力のうちで代謝との関係が深いのは，筋力と持久力である。

筋力は主としてたんぱく質の代謝に関係し，筋肥大がみられる際にはたんぱく質必要量が増大する。一方，持久力は，主としてエネルギー源である三大栄養素の代謝に関係する。食事の摂取タイミングとたんぱく質合成・グリコーゲン補充に関する研究が数多く行われており，運動後の早い時期にたんぱく質と炭水化物を摂取することが有効であることが示されている（図2-1）。

2．運動・トレーニングによる身体諸機能の変化

2.1　神経・感覚器系

（1）刺激の受容と反応

1）ニューロン（神経細胞）

人の神経系を構成する基本単位は，ニューロン（神経細胞）（図2-2）とよばれ，核のある細胞体と他の神経細胞から情報を受け取る樹状突起，そして，他のニューロン

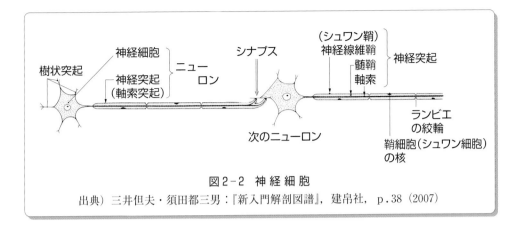

図2-2　神経細胞

出典）三井但夫・須田都三男：『新入門解剖図譜』，建帛社，p.38（2007）

に電気的興奮を伝える1本の長い軸索からなる。軸索の末端は，枝分かれして多くの軸索終末部をつくり，シナプスという細胞間の接合部を介して，他のニューロンや筋細胞などに興奮を伝達する。シナプスでの興奮伝達は，神経伝達物質とよばれる化学物質（興奮性伝達物質と抑制性伝達物質）によって行われる。軸索には髄鞘があるものとないものがある。髄鞘のある有髄神経は，伝導速度を速くするためにシュワン細胞の細胞膜が何重にも取り巻いた絶縁性の高い髄鞘をもっており，隣り合う髄鞘との間で軸索が裸出するランビエ絞輪で跳躍伝導を行う。一方，髄鞘のない無髄神経は，伝達速度の遅い神経である。

2）神経系の分類

　神経系は，脳と脊髄から構成される中枢神経系と，体性神経（運動神経，感覚神経）・自律神経（交感神経，副交感神経）からなる末梢神経系で構成される（図2-3）。末梢神経のうち，脳からは12対の脳神経が，脊髄からは31対の脊髄神経が出ている。

3）中枢神経系

　脳は，大脳（大脳皮質，大脳基底核），間脳，脳幹（中脳，橋，延髄），小脳に分けられる。脳の重量は成人男子で約1,350g，女子では約1,250gで，脳のうち大脳が約85％，小脳が約10％，残りを間脳，脳幹が占める。

　① **大脳皮質**　　大脳の表面は，神経細胞が集まる灰白質で覆われていて，大脳皮質とよばれる。その内側には神経線維からなる白質が広がるが，そこにはいくつかの神経細胞の集団がつくる核群の大脳基底核が存在する。大脳皮質の表面（新皮質）には多数の溝と回があり，特に大きく深い溝の中心溝，外側溝，頭頂後頭溝によって前頭葉，頭頂葉，側頭葉，後頭葉の4領域に区分され，言語，記憶，思考，聴覚，視覚，体性感覚，随意運動などの中枢が局在する（図2-4）。左右の新皮質から出る神経のほとんどは延髄で交叉（錐体交叉）しているので，左脳が右半身を，そして右脳が左半身を支配している。

　② **間　脳**　　間脳は，視床と視床下部からなる。視床は感覚神経の中継部としてはたらき，すべての感覚情報は，いったん視床に集められて統合処理された後，大脳

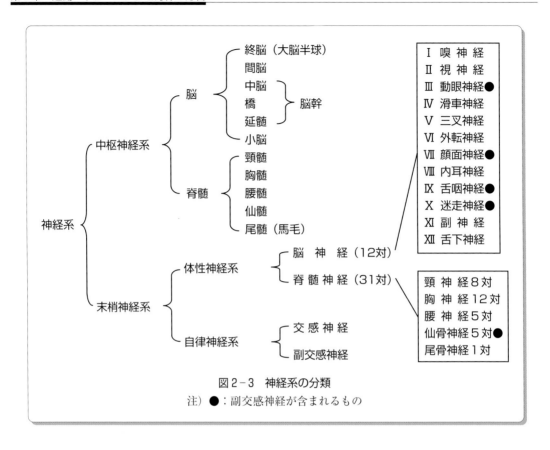

図2-3　神経系の分類

注）●：副交感神経が含まれるもの

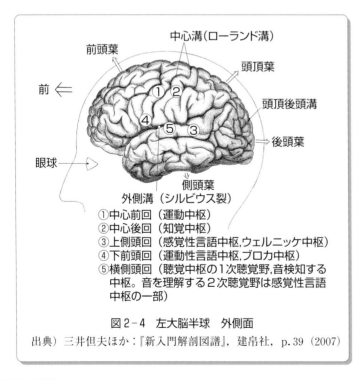

①中心前回（運動中枢）
②中心後回（知覚中枢）
③上側頭回（感覚性言語中枢，ウェルニッケ中枢）
④下前頭回（運動性言語中枢，ブロカ中枢）
⑤横側頭回（聴覚中枢の1次聴覚野，音検知する
　中枢。音を理解する2次聴覚野は感覚性言語
　中枢の一部）

図2-4　左大脳半球　外側面

出典）三井但夫ほか：『新入門解剖図譜』，建帛社，p.39（2007）

皮質へ伝えられる。視床下部は，全身の自律機能を調節する統合中枢で，摂食を調節する満腹中枢と空腹中枢，体温を調節する温中枢（熱放散作用）と冷中枢（熱産生作用），水分代謝を調節する飲水中枢（血液浸透圧調節中枢）などがある。その他，生命維持に不可欠な本能行動や情動行動の中枢や下垂体の内分泌機能にかかわる中枢がある。

③　**脳幹**　脳幹は，大脳と脊髄との間を結ぶ部分で，中脳，橋，延髄で構成される。中脳には骨格筋に一定の緊張を与えて姿勢を正しく保持する姿勢反射中枢や体位が崩れた時に正

常な立位を保つ立ち直り反射中枢がある。その他，対光反射や輻輳反射などの視覚に関する反射中枢も中脳に存在する。橋には，脳神経である三叉神経，外転神経，顔面神経，内耳神経の核と呼吸中枢の周期的な興奮を調節する呼吸調節中枢がある。そして，延髄には呼吸中枢，心臓調節中枢，血管運動中枢などの自律性反射中枢がある。延髄にはこの他，消化機能に関連する嚥下，咀嚼，唾液分泌，嘔吐などの反射中枢が存在する。

（２）運動・トレーニングと体性神経

１）運動と錐体路・錐体外路

錐体路とは，運動野を主とする皮質から発し，脳幹から脊髄を下る運動性伝導路で骨格筋を動かす基本的な運動神経の経路である。錐体路の神経線維は，延髄前面にある錐体で大部分が交叉する（錐体交叉）。

錐体外路とは，大脳基底核，網様体，前庭核などと連携しながら脊髄を下る，錐体路以外の運動性伝導路で，基本的には動作や運動制御の出力系である。

① **大脳基底核**　大脳基底核は，大脳の深部にある核群で，綿条体（体性運動機能に関係する），淡蒼球，無名質に分けられる。錐体外路系として不随意運動や筋の緊張を調節し，姿勢の維持にもかかわっている。

② **小　脳**　小脳は，筋肉の協調を保って平衡機能や運動が円滑にかつ自動的に行われるように骨格筋の動きを調節している。また，皮膚感覚や筋肉からの情報をもとに運動の学習も行っている。

２）運動単位

骨格筋にはたくさんの筋線維が集まっており，中枢神経からの指令に従って収縮する。１本の運動神経とこれによって支配されるいくつかの筋線維を合わせて**運動単位**とよぶ。運動神経の末端と筋細胞とが接する部分を神経筋接合部（運動終板）といい，神経伝達物質としてアセチルコリンが放出される。一般に，体幹などの大まかな運動にかかわる筋では１本の運動神経に属する筋線維の数は多く，指や眼球運動など細かな運動にかかわる筋では筋線維の数は少ない。

３）運動時の姿勢の調節

立位姿勢の維持は，無意識に行われるものの，複雑な制御機構がはたらいている。姿勢を制御する感覚器の視覚系，内耳の前庭迷路系，足底の触・圧感覚系，下肢筋の固有受容器・関節器官からの情報が脳幹の姿勢制御中枢で統合されて，ここから補正された興奮が運動ニューロンに伝えられ，姿勢バランスが保たれている。重心動揺計などでみられる重心の動揺軌跡変化では，常に前後左右の微細な動きが観察される。姿勢制御を保つうえで，神経機能の生理的な加齢低下を食い止めることは困難であるが，下肢筋力などは日常生活の中での歩行運動や筋力トレーニングなどを通して維持することは可能である。高齢者における転倒予防策として，下肢筋力を中心とした抗重力筋（図２-５）の強化は重要である。

4）トレーニングと体性神経

　運動をむだなくスムーズにできるようにするために，筋力トレーニングや動作の反復トレーニングをしなければならない。筋力トレーニングを始めて比較的初期の段階での筋力の増大は，神経系機能の改善によるものである（図2-6）。本人が最大の筋力を発揮したつもりでも実際には筋を構成するすべての筋線維(あるいは運動単位) が収縮に動員されるのではなく，通常は全体の約40〜50％が動員されるにすぎない。それ以外の部分は，筋にダメージが加わらないように保護の役目をして活動していない。トレーニングによって，収縮に動員される筋線維は50〜60％くらいまで増加して筋力は高まるが，それは多くの運動単位が同時に活動するようになり，さらに一つの筋だけでなく複数の筋がむだなく協調して収縮と弛緩を繰り返すようになったためである。これらのことは，筋力を高めるだけでなく，巧緻性（調整力），すなわち動きの質の改善にもつながっていく。収縮に動員される筋線維が増える反面，保護する割合が低下して，筋肉への負担や障害の発生を起こしやすくするが，その後のトレーニングによる筋肥大によって，そのリスクは軽減され，筋肉は大きな力を出すようになる。

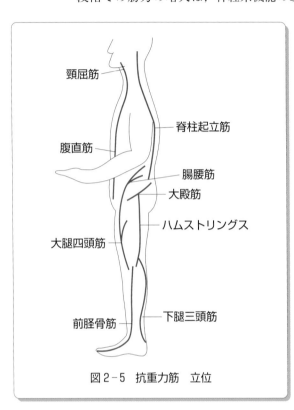

図2-5　抗重力筋　立位

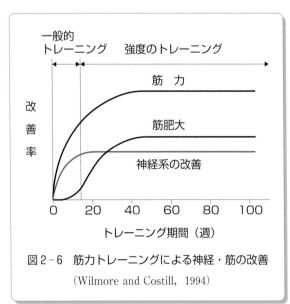

図2-6　筋力トレーニングによる神経・筋の改善

（Wilmore and Costill, 1994）

（3）運動・トレーニングと自律神経

　末梢神経には，運動や知覚に関係する体性神経以外に，心臓，消化管，血管，汗腺および一部の内分泌腺などの内臓器官の運動や分泌を自動的に支配する自律神経系が存在する。自律神経系は，交感神経と副交感神経の2種類からなり，大部分の内臓器官には両方の神経が分布している（自律神経の二重支配）（表2-1）。通常，交感神経と副交感神経の作用は互

表2-1　自律神経系の機能

	交 感 神 経	副交感神経
瞳　　　孔	散　　　大	縮　　　小
心　　　臓	心拍数増加 収縮力増加	心拍数減少 収縮力減少
気　管　支	拡　　　張	収　　　縮
皮膚の血管 筋肉の血管	収　　　縮 血管拡張（コリン作動性）	拡　　　張
胃・腸　運動と緊張	減　　　少	増　　　加
胃・腸　括　約　筋	収　　　縮	弛　　　緩
胃・腸　分　　　泌	抑　　　制	促　　　進
唾　液　腺	濃厚，粘稠な分泌物	多量，希薄な分泌物
汗　　　腺	分泌（コリン作動性）	
胆　　　嚢	弛　　　緩	収　　　縮
膀　　　胱	弛　　　緩	収　　　縮
立　毛　筋	収　　　縮	

いに拮抗的で，一方が促進的にはたらくときには，他方は抑制的にはたらく（拮抗支配）。自律神経系のはたらきは生命維持の根幹を担っているものであるが，特に交感神経のはたらきは「闘争と逃避のシステム」といわれ，運動とは密接な関係を示す。

1）運動と自律神経

運動時など攻撃性の強い時には，交感神経がはたらき，相手の動きがよく見えるように瞳孔を広げたり，心臓の収縮力や心拍数を上げ，血液を活動している筋肉に送ったりする。また，気管を拡張させて多くの酸素を取り込んだり，消化管の動きを弱めて血液を主働筋へ配分するなどの作用を示す。一方，運動後のリラックス時には，副交感神経が積極的に身体機能の高まりを低下させて穏やかな状態をつくっていく。

2）トレーニングと自律神経

トレーニングの影響に関しては，運動を継続的に行っていると心臓の副交感神経機能が亢進することがよく知られている。マラソンなど持久的運動を行っている選手の安静時心拍数が40拍/分前後であることは珍しくないが，これは心容積や心筋収縮力の増大に加えて，積極的に心拍数を抑えるなど副交感神経のはたらきが亢進することが関係している。

2.2　骨格・筋肉系

（1）骨と筋肉

1）骨

　骨格系は，約200個の骨からなり，身体の支柱，諸臓器の保護，ミネラルの貯蔵，そして造血組織としての機能を担っている。骨は，生涯を通じてリモデリングといわれる骨吸収と骨形成を繰り返し，その構造（形態）と機能（代謝）を維持している。骨は，身体の支柱となる頑丈な組織であり，成人では上腕骨で長軸方向に約800kg，大腿骨で1,500kgの重さに耐えるという。また，その成分の主体は，カルシウム，リン，マグネシウムなどの無機質（ミネラル）である。

　① **骨の構造**（図2-7）　　骨は，骨膜に覆われて，緻密質，海綿質，骨髄からなり，骨と骨の間の関節内は軟骨でできている。骨膜は，骨の表面を覆う結合組織で，骨の保護と太さにかかわる役割を担っている。緻密質は骨の表層部を占める硬い組織で，その内部にある海綿質は不規則な網の目構造で骨梁を形成している。海綿質の最内部には髄腔があり，骨髄組織を入れている。骨髄にある造血幹細胞によって血液の細胞成分がつくられている。関節軟骨は，骨端部にある弾力性のある組織で，滑液によって関節内部をスムーズに動かすことができる。

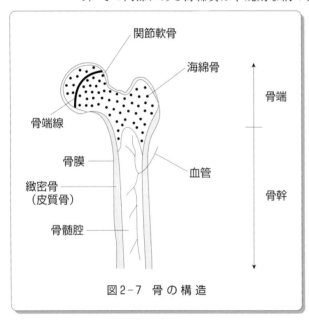

図2-7　骨の構造

　② **骨の成長と老化**　　骨は，新生児から幼児期にかけて最も速い成長を遂げ，その後思春期に至って加速的に成長する。人の体重や体格の成長曲線は，骨の成長曲線と正比例する。骨の長さは，主に成長に伴って軟骨が骨に移行する軟骨性骨化（骨端軟骨→骨端板→骨端線）によって起こり，一方，骨の太さは，骨膜の内面が骨に置きかわる膜性骨化によって起こる。骨の成長とともに骨の機械的な強さも増し，また，筋運動によっても骨は強くなる。骨の強度は，骨塩の密度と骨基質内のコラーゲンで決まる。骨塩の密度は，20～30歳で最大になった後，50歳代までほぼ一定で，それ以降は加齢とともに減少する。

　③ **骨のリモデリング（代謝）**　　骨のリモデリングは，骨吸収にかかわる破骨細胞と骨形成にかかわる骨芽細胞によって行われる。破骨細胞によって古い骨組織から無機質（カルシウム，リン）が溶出し，そこに骨芽細胞がはたらいてコラーゲンなどの骨基質が形成され，次いで無機質の沈着が起こり，骨を新しくする骨形成が完成する。リモデリングの周期は，若年成人で3～4カ月と考えられている。

表2-2　骨代謝に関係する全身的因子

骨形成促進因子	成長ホルモン・甲状腺ホルモン
骨吸収促進因子	パラソルモン・活性型ビタミンD
骨吸収抑制因子	カルシトニン・エストロゲン

リモデリングには，ホルモンやビタミンなどの全身的因子（表2-2）と成長因子やサイトカインといった局所的因子が関与し，運動などの物理的因子によっても大きく影響される。

２）筋　　肉

　　筋組織は，胃，腸，血管など主に内臓にある平滑筋，心臓にある心筋，姿勢の保持や運動に用いられる骨格筋の３種類で構成される。平滑筋と心筋は意志の支配を受けず，自律神経によってその活動が調節される不随意筋で，骨格筋は意志のもと運動神経によって直接収縮反応を引き起こす随意筋である。

　　①　骨格筋の形状と構造　　骨格筋は，伸び縮みするひも状の筋細胞（筋線維）からなり，電子顕微鏡で拡大してみると規則正しい横縞の模様がみえることから横紋筋とよばれる。

　　図2-8は典型的な紡錘形の筋肉であるが，①筋腹は真ん中のふくらんだところ，②筋頭は比較的動きの少ない骨につく端（起始部），③筋尾は動きの多い骨につく端（停止部）である。筋肉は，そのまま骨（骨膜）につく場合もあるが，多くは腱を介して骨膜に付着して

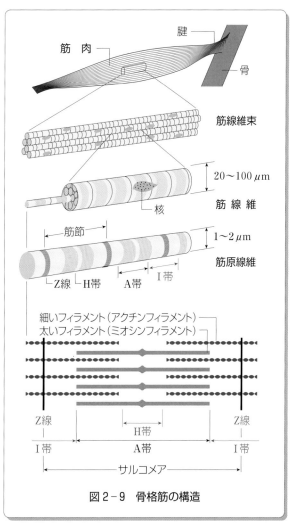

図2-9　骨格筋の構造

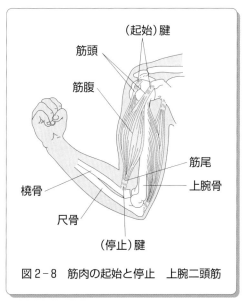

図2-8　筋肉の起始と停止　上腕二頭筋

いる。

②　**協力筋と拮抗筋**　筋肉の運動には，異なる筋が同じ運動をするために互いに助け合う協力筋と，屈筋と伸筋のように互いに反対にはたらく拮抗筋がある。例えば，肘を曲げる時にはたらく上腕二頭筋と上腕筋は協力筋で，屈筋の上腕二頭筋と伸筋の上腕三頭筋は拮抗筋である。

③　**筋線維と筋原線維**　筋細胞は，筋線維鞘という細胞膜で包まれた直径20〜100μmの細長い多核細胞で，長さ数十cmのものもあることから筋細胞のことを筋線維ともいう。そして，筋線維の内部は，さらに小さな単位である筋原線維で充満されている（図2-9）。

筋原線維の直径は約1〜2μmで，太いミオシンフィラメントと細いアクチンフィラメントから構成され，1本の筋線維内には数百〜数千本の筋原線維が含まれる。

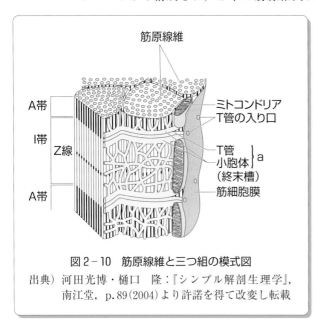

図2-10　筋原線維と三つ組の模式図
出典）河田光博・樋口　隆：『シンプル解剖生理学』，
南江堂，p.89（2004）より許諾を得て改変し転載

顕微鏡で見た際に，筋細胞が横縞模様に見えるのは，明るく見える部分の明帯（I帯）と暗く見える部分の暗帯（A帯）とが交互に存在するからである。暗く見える部分は，ミオシンとアクチンの両フィラメントが重なり合う部分である。さらに細かく見るとI帯の中央には電子密度の高いZ線があり，またA帯の中央部にはH帯とよばれる少し明るい部分がある。Z線とZ線の間は筋節（サルコメア）とよばれ，これが筋原線維の構造上の単位となっている（図2-9）。

筋原線維は，その外側に筋小胞体という膜構造をもっている。この膜には，筋線維の長軸に対して直角に通る筋線維表面から内部に興奮を伝える横行小管系（T管系）がある。Z線の真上のT管が筋小胞体によって両サイドから囲まれるところを，三つ組構造（triad構造）という。筋小胞体がtriad近くでふくらんでいるところを終末槽というが，ここには，筋収縮に必要なカルシウムイオンが多く蓄えられている（図2-10）。

（2）運動・トレーニングと骨
1）運動と骨

運動は，能動的な運動器である筋肉を動かすことによって，受動的な運動器である骨を動かすことになる。一過性の運動は，骨密度に影響を与えることはなく，また，骨吸収に対する骨形成の相対的な亢進を引き起こすこともない。骨密度を増加させ，

骨を強くするのは，継続的な運動（トレーニング）によるところが大きい。

２）トレーニングと骨

　運動休止状態や寝たきりなど外力がほとんど加わらない場合，骨を新しくつくる骨形成のはたらきが停止し，骨を壊す骨吸収が亢進して，骨基質量が著しく減少する。一方，適切な運動トレーニングによる骨への外力は，リモデリングを活性化させ，健康な骨づくりに欠かせないものとなる。しかし，同じ様式の運動を頻繁に続け，どこかに一定の負担をかけるような不適切な姿勢でいると，骨の形成異常（ストレイン）や骨の形態変化が起こってくる。

　60歳を過ぎると，骨密度は低下してくる。高齢者における転倒などによって引き起こされる骨折は，寝たきりに結びつくなど高齢者の生活を著しく制限する。男性の骨密度の低下は穏やかであるが，女性の場合，閉経後にエストロゲンの分泌が減少することで，骨密度の低下が亢進する。そして，骨密度が低すぎる場合には，骨粗鬆症を引き起こすことになる。一方で，骨が強ければ問題がないように思われがちであるが，骨密度には骨組織と軟骨組織とのバランスが関係する。骨密度が高いことはよいことのように思えるが，骨組織の強さに関節の軟骨組織が耐えられず変形性関節症（OA：osteoarthritis）や変形性脊椎症などを引き起こす場合がある。したがって，高齢者においては年相応に骨組織と関節の軟骨組織とのバランスを維持していくことが重要である（図2-11）。

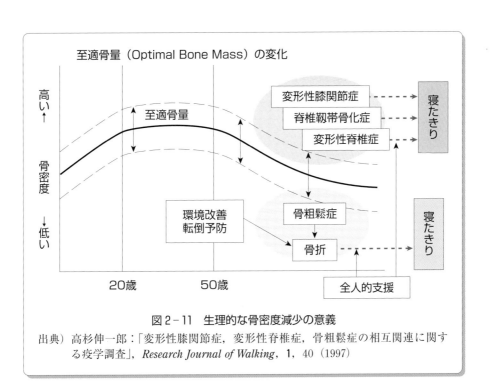

図2-11　生理的な骨密度減少の意義
出典）高杉伸一郎：「変形性膝関節症，変形性脊椎症，骨粗鬆症の相互関連に関する疫学調査」，*Research Journal of Walking*，1，40（1997）

（3）運動・トレーニングと筋肉

1）運動時の筋収縮機序

筋収縮は，以下の機序によって起こる（図2-12）。

1. 脊髄の前根から運動神経を通して伝わった興奮が運動終板に達すると，シナプス小胞に蓄えられていたアセチルコリンがシナプス間隙に放出される。

2. 神経の興奮はT管を通して筋線維内部を興奮させ，筋小胞体の終末槽からカルシウムイオンが筋形質内へ放出される。

3. カルシウムイオンはトロポニンCと結合し，トロポニンIの作用を抑制し，トロポミオシンが移動してアクチンとミオシンが結合できる状態になる。

4. ミオシンヘッドがアクチンと結合（アクトミオシン）し，連結橋をつくると，ミオシンヘッドにあるATPaseが活性され，ATPの分解で生じたエネルギーが放出される。

5. ミオシンヘッドが変成し，ヘッドを内向きに曲げるかたちでミオシンがアクチンを引き込む，すなわち筋の滑り込みが起こる。

6. サルコメア全体が短縮して，筋線維が収縮する。

筋節の長さと発生する張力の関係を，図2-13に示した。アクチンとミオシンの重なりが大きくなり，筋節の幅が狭まるにつれて張力は大きくなる。しかし，筋節の幅が広がりアクチンとミオシンの重なりが少なくなったり，逆に，重なりが過剰になると，両フィラメントの相互作用が弱くなるため張力は小さくなる。

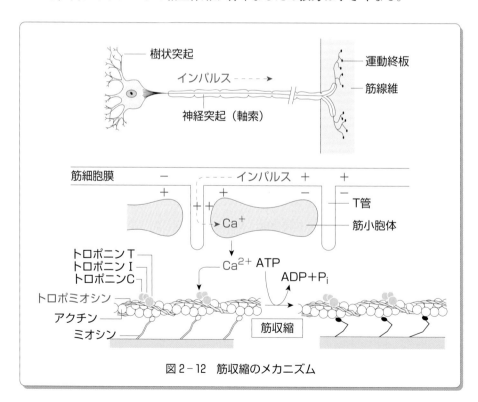

図2-12　筋収縮のメカニズム

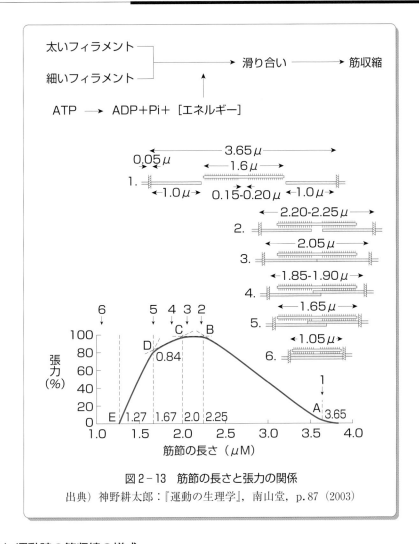

図２−13　筋節の長さと張力の関係

出典）神野耕太郎：『運動の生理学』, 南山堂, p.87（2003）

２）運動時の筋収縮の様式

　筋収縮の様式は，筋肉の長さをかえずに筋力を発揮する静的収縮様式（static contraction）と筋肉の長さがかわる動的収縮様式（dynamic contraction）とに分類される。静的収縮は，筋肉が短縮しようとしながらも筋肉の長さをかえずに筋肉を緊張させた状態，すなわち手を合わせて力を込めたり，壁を押し続けている状態で，**等尺性収縮**（isometric contraction）という。動的収縮には，筋肉を短縮させながら力を発揮させている状態，すなわち，手で物を引き寄せ，肘関節を曲げるような**短縮性収縮**（concentric contraction）と，筋肉を一度短縮させた後に力を入れ，その筋肉が引き伸ばされながら張力を発生する**伸張性収縮**（eccentric contraction）がある。一般的に，伸張性収縮時に強い負荷がかかると筋肉痛が起こることが知られている。

　図２−14は，垂直跳びにおける大腿四頭筋の動きをみたものである。身体を沈めてしゃがむ時には伸張性収縮，一瞬沈み込んだままの姿勢を維持している時には等尺性収縮，そして膝を伸ばし跳びあがる時には短縮性収縮が起こっている。

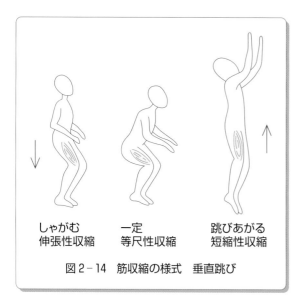

しゃがむ　　　　一定　　　　　跳びあがる
伸張性収縮　　　等尺性収縮　　　短縮性収縮

図2-14　筋収縮の様式　垂直跳び

表2-3　筋線維の収縮特性

	遅筋線維　　赤筋	速筋線維　　白筋
収 縮 速 度	遅い	速い
筋 収 縮 力	小さい	大きい
ATPase活性	低い	高い
解糖系酵素活性	低い	高い
酸化酵素活性	高い	低い
毛細血管密度	高い	低い
ミオグロビン含有量	多い	少ない
ミトコンドリア密度	高い	低い
グリコーゲン貯蔵	多い	少ない
疲 労 耐 性	高い	低い

3）運動と筋線維タイプ

筋線維は，収縮速度の違いから遅筋線維と速筋線維に分類される(表2-3)。

1．遅筋線維は，収縮速度が遅い，持久走の時に使っている疲労しにくい筋のことで，Ⅰ型あるいはST線維(slow twitch fiber)とよばれる。また，解糖系酵素活性は低いが，酸化酵素活性の能力に優れているのでSO線維（slow twitch oxidative fiber）ともいう。筋そのものは細いが，ミトコンドリアや酸素の貯蔵と運搬にはたらくミオグロビンを多く含んでいて,その色調から赤筋とよばれることもある。

2．速筋線維は，収縮速度が速い，短距離走で使われるすぐに疲れる筋で，Ⅱ型あるいはFT線維（fast twitch fiber）とよばれ，色調からは白筋である。Ⅱ型はさらにⅡa型およびⅡb型に分類される。Ⅱa型は，Ⅰ型とⅡ型の中間的な性質をもつ筋で，FOG線維（first-twitch oxidative glycolytic fiber）といわれる。Ⅱb型は，FG線維（first-twitch glycolytic fiber）といわれ，収縮力は大きいが，ミトコンドリアやミオグロビン量が少ない性質をもっている。

4）トレーニングと筋肉

一般に，筋力トレーニングによって筋線維が肥大して筋力が増大する。これは筋たんぱく質の合成が促進され筋断面積が大きくなったことによるものである。また，筋線維自身が増殖するかどうかは明らかではないが，可能性を示す報告はみられる。筋力を増大させるためにはさまざまな筋収縮様式を組み合わせる必要があるが，短縮性収縮のトレーニングでは筋肥大が顕著に起こる。また，伸張性収縮では筋線維が部分的に損傷を受け，それが筋肉痛の原因とされるが，その修復のために筋組織が肥大していく。

筋肥大については，速筋は遅筋よりも肥大する割合が大きく，選択的に肥大する。また，負荷の小さな動きの速いトレーニングによって筋肥大よりも筋収縮に動員され

る運動単位を増やし，神経系を通して円滑な筋活動能を高めることも重要である。水泳のように筋肥大が水の抵抗を増す場合には，筋肥大よりも筋収縮速度等の最大能力を上げることが必要である。

　一方，持久的トレーニングは筋肉の有酸素能力を増加させる。筋肉の毛細血管密度が高まり，筋細胞内のミトコンドリア量は増大するが，筋肥大は顕著には起こらない。

2.3　呼吸・循環器系
（1）呼吸と血液の循環
1）呼　吸　器

呼吸は，肺において外界から酸素を摂取し，二酸化炭素を排出する外呼吸と，血液と組織の間でこれらのガスを交換する内呼吸の二つの過程に大別される。呼吸器系は，外鼻，鼻腔，口，口腔，咽頭，喉頭，気管，気管支，細気管支，肺（終末細気管支，呼吸細気管支，肺胞），胸郭からなる。鼻や口から終末細気管支までを総称して気道とよんでいる。気道では血液との間でのガス交換は行われないが，吸気を温めて水蒸気で飽和する役割がある。実際にガス交換を行っているのは肺胞である。

2）心臓と血管

心臓は，血液を全身に送り出すためのポンプであり，その約2/3が正中線の左側にある。成人の心臓の大きさはほぼ自分の握りこぶし大であり，重量は約200〜300gである。右心房には上下2本の大静脈，左心房には4本の肺静脈が開き，右心室から肺動脈，左心室から大動脈が出ている。房室口と動脈口には，血液の逆流を防ぐための弁がある（図2-15）。心筋は横紋筋に属し，血液の拍出を担う固有心筋と，心臓に収縮を起こさせる興奮を自動的に発生し，それを心臓全体に伝えるはたらきをする特殊心筋とに大別される。心臓の収縮と弛緩のリズムは，上大静脈と右心房の移行部にある洞房結節が決定しているため，洞房結節は歩調取り細胞（ペースメーカー）とよばれている。洞房結節からの刺激は左右の心房に伝わり，心房収縮が起こる。さらにこの興奮は心房壁を通って心房と心室の間にある房室結節に伝わり，ヒス束，左右の脚，さらにプルキンエ線維に伝えられ，心室が収縮する（図2-16）。

　血管は，血液の輸送管で，その内径と血管壁の厚さによって大動脈，動脈，細動脈，毛細血

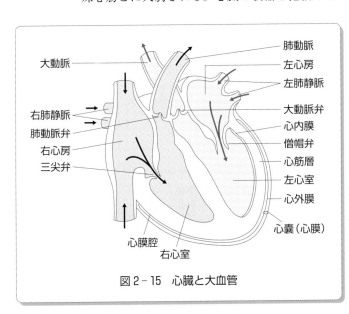

大動脈
肺動脈
左心房
左肺静脈
右肺静脈
大動脈弁
肺動脈弁
心内膜
右心房
僧帽弁
三尖弁
心筋層
左心室
心外膜
心囊（心膜）
心膜腔
右心室

図2-15　心臓と大血管

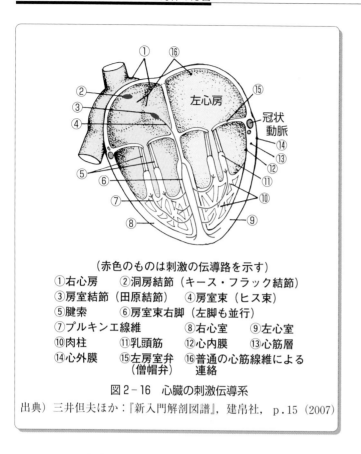

（赤色のものは刺激の伝導路を示す）
① 右心房　　② 洞房結節（キース・フラック結節）
③ 房室結節（田原結節）　④ 房室束（ヒス束）
⑤ 腱索　　　⑥ 房室束右脚（左脚も並行）
⑦ プルキンエ線維　　⑧ 右心室　　⑨ 左心室
⑩ 肉柱　　　⑪ 乳頭筋　　⑫ 心内膜　　⑬ 心筋層
⑭ 心外膜　　⑮ 左房室弁　　⑯ 普通の心筋線維による
　　　　　　　　（僧帽弁）　　　　連絡

図 2-16　心臓の刺激伝導系
出典）三井但夫ほか：『新入門解剖図譜』，建帛社，p.15（2007）

管，細静脈，静脈，大静脈に大別することができる。細動脈には発達した平滑筋があり，収縮・弛緩により血管抵抗を調節している。毛細血管には平滑筋がないので，毛細血管血流量の調節は細動脈の平滑筋あるいは毛細血管始起部にある前毛細血管括約筋で調節されている。この調節により，運動中は腎臓や消化器への血流量が低下し，心筋，骨格筋および放熱のための皮膚への血流量が増加する。血液と組織間の栄養物や老廃物の移動は，毛細血管で行われる。

3）体循環と肺循環

血液の循環は，体循環と肺循環とに大別できる。体循環は，左心室の収縮によって大動脈から送り出された血液が，脳，肝臓，腎臓，筋肉，皮膚などの組織に運ばれ，組織でガス交換や栄養素の受け渡しを行った後，上下の大静脈に集まり，右心房に戻る循環経路である。肺循環は，右心室の収縮によって肺動脈から送り出された血液が，肺でガス交換を行った後に肺静脈を経て左心房に戻る循環経路である。

（2）運動・トレーニングと呼吸
1）呼 吸 運 動

呼吸運動は吸息運動と呼息運動とに分けられるが，肺自体にその能力がないため他動的に行われる。安静時呼吸の約75%は，横隔膜のはたらきによる。横隔膜の上下運動は呼吸の深さにより変化し，1.5 cmから深呼吸時には7 cmに及ぶ。吸息運動は，主として横隔膜の収縮による沈下と，外肋間筋の収縮による胸郭の挙上の二つによって行われる。安静時の呼息運動は特に筋肉の能動的なはたらきによらず，吸息筋の弛緩に伴って受動的に行われる。

深呼息時や運動時には内肋間筋が収縮して，能動的に肺内の空気を外界に押し出す。運動中に起こる動脈血中の酸素分圧の低下，二酸化炭素分圧の上昇，血液pHの低下が延髄にある中枢化学受容器や，頸動脈や大動脈にある末梢化学受容器で感知されることによって，呼吸中枢が刺激され呼吸運動が促進される。

2）肺　換　気

肺換気量は1回換気量と1分間の呼吸数との積で表される。安静時では，1回換気量が$0.5l$前後，呼吸数が15回前後で，肺換気量は$6 \sim 8l$となる。

運動を開始すると，1回換気量は運動強度に比例して増加するが，最大酸素摂取量の約70％以上の強度になると，それ以上には増加しなくなる。一方，呼吸数は最大強度になるまで増加し続ける。最大運動時の肺換気量は男性で80〜100l，女性では60〜80lである。しかし，持久性トレーニングをよく積んでいる男性では1回換気量が$2.5l$，呼吸数が60回となって，肺換気量が150l以上に達する。

3）肺でのガス交換

肺胞内でのガス交換は，肺胞と血液間のガス分圧差によって生じる拡散によって行われ，どの気体も分圧の高いほうから低いほうへ移動する。肺胞と血液間を移動するガスの量は，ガス分圧，ガス交換面積および肺胞膜の厚さなどによって決まる（p.41参照）。肺胞の表面積は呼気時で約30〜50m²，深呼気時で約100m²にもなる。また肺胞壁の厚さは数μmと薄い。

大気中の酸素と二酸化炭素の含有量はそれぞれ20.93％と0.03％であり，大気圧が760mmHgの場合には酸素と二酸化炭素の分圧はそれぞれ159mmHgと0.3mmHgになる。吸気は，肺胞内にすでに存在しているガスと混合して酸素分圧を増加させ二酸化炭素分圧を減少させる。一方，右心室から肺に送り出される混合静脈血の酸素分圧は肺胞内よりも低く，逆に二酸化炭素分圧は肺胞内よりも高い。このため，酸素は肺胞から血液中に移動し，逆に二酸化炭素は血液中から肺胞内に移動する（図2-17）。

混合静脈血の酸素分圧は，安静時の40mmHgに比べ運動時では低くなり，逆に，混合静脈血の二酸化炭素分圧は，安静時の46mmHgに比べ運動時では高くなる。

4）血液による酸素と二酸化炭素の運搬

血液中に取り込まれた酸素の大部分は，赤血球中のヘモグロビンと結合して，また一部は血漿中に溶解した状態で運搬される。運動によって二酸化炭素分圧や体温が上昇すると，酸素とヘモグロビンの親和性が低下して，酸素の解離が増す。

組織から血液中に溶解した二酸化炭素は赤血球中に拡散し，赤血球中の炭酸脱水酵素のはたらきでH_2CO_3となる。H_2CO_3はすぐ解離してH^+とHCO_3^-となり，H^+はヘモグ

	吸　気	肺胞気	呼　気	動脈血	静脈血	筋　肉	腎　臓
水　分		47	47	47	47	47	47
二酸化炭素	0.3	40	32	40	46	50	43
酸　素	159	105	116	100	40	30	60
窒　素	601	568	565	573	573	573	573
計	760	760	760	760	706	700	723

図2-17　安静時の吸気，肺胞気，呼気，血液および組織中ガス圧の代表的な値（mmHg）

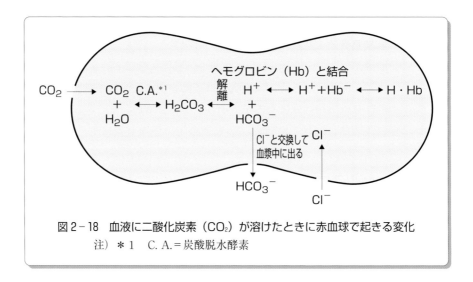

図2-18　血液に二酸化炭素（CO₂）が溶けたときに赤血球で起きる変化
注）＊1　C. A.＝炭酸脱水酵素

ロビンと結合する。そして赤血球内のHCO_3^-濃度が血漿中の濃度以上に増加すると，拡散によって赤血球内から血漿中へ出るが，電気的中性の原理からCl^-が赤血球内に入る。以上のように赤血球中に炭酸脱水酵素とヘモグロビンが存在するため，二酸化炭素はHCO_3^-として大量に血液中に溶け込むことができる（図2-18）。

5）組織でのガス交換

血液と組織間のガス交換では，肺胞と血液間と逆の反応が起きる。動脈血の酸素分圧は約100mmHgと高く，逆に二酸化炭素分圧は約40mmHgと低い。一方，筋組織の酸素分圧は血液よりも低く（例えば30mmHg），逆に二酸化炭素分圧は血液よりも高い（例えば50mmHg）。このため酸素は血液から組織に，逆に二酸化炭素は組織から血液中に移動する（図2-17）。

（3）運動・トレーニングと循環

1）心臓の活動

心臓は，自動性をもち自発的に拍動しているが，自律神経の交感神経と副交感神経（迷走神経）の支配も受けている。運動によって交感神経が興奮すると，交感神経末端からノルアドレナリンが分泌され，心拍数や収縮力が増加し，心機能を促進させる。

心室が1回の収縮によって拍出する血液量を1回拍出量という。心臓の拡張末期容積は，通常約120〜130mlになるが，収縮期には約70ml減少する。したがって収縮末期容積は50〜60mlになる。運動中心臓が強く収縮すると，収縮末期容積は10〜30mlにまで減少できる一方で，大量の血液が拡張期中の心室に流入すると拡張末期容積は200〜250mlにもなり得るため，1回拍出量は通常の2倍以上にも増加し得る。

持久的運動トレーニングにより，心臓の形態および機能が変化する。持久的運動トレーニングに対する心機能の適応として最も顕著なのは，運動中の1回拍出量の増加である。その増加には，左心室腔の慢性的拡大と心筋肥大（スポーツ心臓），およびそ

れに伴う収縮力や収縮率の増加，左心室の拡張機能の改善などが関与している。

２）心　拍　数

　心臓が１回収縮し弛緩する期間を心周期といい，心電図から数えられる心室の拍動数のことを心拍数という。心拍数は，交感神経や副交感神経，さらには心臓反射による調節を受けている。心拍数の増加は，副交感神経活動の減少と同時に起こる交感神経活動の増強により起こる。心拍数の減少は，通常これらの逆の変化によって起こる。

　身体の各部分に存在する圧受容器や化学受容器などからの情報が延髄にある心臓神経に伝達されると，その興奮の種類や程度に応じて心臓機能が調節される。これを心臓反射という。例えば，心臓への静脈還流量が増し，右心房内の血液量が増して心房壁が伸展されると，心拍数が反射的に増加する。これをベーンブリッジ反射とよんでいる。一方，大動脈弓や頸動脈洞には圧受容器があり，血圧が上昇するとその情報が延髄に送られ，心拍数が減少する。これを圧受容器反射とよんでいる。

　運動中の最大心拍数は，成人になると１歳加齢するごとにほぼ１拍ずつ低下するので，以下の式で推定することができる。

$$成人の最大心拍数＝220－年齢$$

　通常，持久的運動選手の安静時心拍数は一般人に比較して低い。成人の安静時心拍数は平均約70拍/分であるが，持久的アスリートでは40拍/分前後の徐脈が観察されることがある。トレーニングによって安静時心拍数が低くなるメカニズムとしては，トレーニングによる安静時副交感神経活動の増強と交感神経活動の減少や，心筋の肥大による１回拍出量の増加などが考えられる。また長期的な持久的トレーニングは，交感神経活動を減少させることによって最大下作業時の心拍数も減少させる。

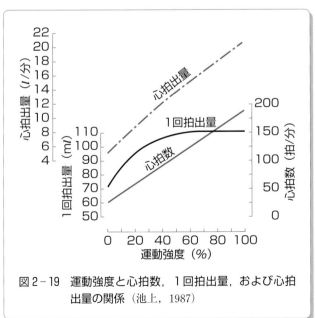

図２-19　運動強度と心拍数，１回拍出量，および心拍出量の関係（池上，1987）

３）心　拍　出　量

　心拍出量は単位時間（分）に心室から拍出される血液量のことで，以下の式で表すことができる。

$$\underset{（ml/分）}{心拍出量}＝\underset{（ml/拍）}{１回拍出量}×\underset{（拍/分）}{心拍数}$$

　日本人男性の標準的安静時心拍出量は，4.5～5.5l/分（70ml/拍×70拍/分）で，女性はそれよりも５～10%少ない。激しい運動時には，20～30l/分（150ml/拍×200拍/分）にまで増加する。心拍出量は，１回拍出量と心拍数に依存する。１回拍出量は中等度の運動までは運動強度に比例して増加するが，それ以上の運動では

表2-4　安静時と運動時における血液の配分（Andersen, K. L., 1971）

循　環	安静時 (ml/分；%)	運動時 (ml/分；%)		
		軽　い	中等度	最　大
肝・胃腸系	1,400； 24	1,100； 12	600； 3	300； 1
腎　　臓	1,100； 19	900； 10	600； 3	250； 1
脳	750； 13	750； 8	750； 4	750； 3
心　　臓	250； 4	350； 4	750； 4	1,000； 4
骨　格　筋	1,200； 21	4,500； 47	12,500； 71	22,000； 88
皮　　膚	500； 9	1,500； 15	1,900； 12	600； 2
他 の 器 官	600； 10	400； 4	400； 3	100； 1
	5,800；100	9,500；100	17,500；100	25,000；100

増加しない。したがって，中等度以上の運動における心拍出量の増加は主に心拍数の増加による（図2-19）。

4）血流配分

運動によって心拍出量が増加すると，骨格筋，皮膚，心筋への血流配分が顕著に増加する（表2-4）。心拍出量の増加が皮膚と筋肉の血流量の需要に応じることができなくなると，一般に皮膚血流量は増加せず体温調節系が犠牲にされ，筋肉への血流量が増加する。その結果，体温が上昇し運動の継続が困難になる。

5）血　　圧

血圧は，血液の流量（心拍出量）と末梢血管の抵抗（血管壁の弾性，血管の収縮・拡張状態，血液の粘性）によって決定される。したがって，心拍出量が最大血圧決定の主な要因となり，末梢血管抵抗が最小血圧決定の主な要因となる。血圧は，自律神経によって調節されている。交感神経が優位になると末梢血管が収縮して血圧が上昇し，副交感神経が優位になると血圧が低下する。

運動により血圧は上昇するが，その程度は運動の種類によって異なる。ウエイトリフティングのような瞬発的にパワーを発揮するような運動では，収縮期・拡張期血圧ともに大きく上昇する。一方，ランニングなどの持続的な運動では，運動開始直後は収縮期血圧が上昇するが，後に少し下がりやや高いレベルを維持する。その間，拡張期血圧に大きな変化はみられない。

近年，有酸素性運動が本態性高血圧の非薬物療法として有効であることが認められている。最大酸素摂取量の50%強度の軽度な運動では，血漿量の有意な低下と心拍出量の低下傾向が降圧の主役をなし，60%強度以上の強い運動では，全末梢血管抵抗の減少が降圧の主役をなすようである。

（4）運動・トレーニングと酸素摂取

運動強度が増すにつれて，活動筋における酸素需要量が増加し，それに伴って心臓

や筋における循環機能と，肺における呼吸機能が高まる。運動中の**酸素摂取量を規定**する呼吸器系の因子としては，肺換気量と肺拡散容量があげられる。また循環器系の因子としては，心拍出量と動静脈血酸素較差*があげられる。

　　＊動静脈血酸素較差　　動脈血と混合静脈血の酸素濃度の差。

１）肺呼吸からみた酸素摂取

　肺呼吸からみた酸素摂取量は，〔肺換気量×酸素摂取率〕で表される。運動時には，肺換気量の増加に比例して酸素摂取量が増加する。しかし，運動強度が最大酸素摂取量の70〜80％を超えると酸素摂取率*が低下するため，肺換気量が増加しても酸素摂取量はそれほど増えなくなる。肺胞におけるガス交換能力は，**肺拡散容量**として表される。運動時には，筋活動によって酸素の利用と二酸化炭素の産生が増すので，肺胞－混合静脈血の分圧差が増加する。また肺毛細血管などの血管が最大10倍くらいまで拡大することによって肺拡散容量が増大する。安静時における肺拡散容量は一般男性で20〜30ml/分/mmHg，一般女性で15〜25ml/分/mmHgであり，運動選手のそれは，一般人に比較して20〜40ml/分/mmHg大きいといわれている。

　　＊酸素摂取率　　肺内に取り入れた吸気中の酸素を血液中に受け渡す効率。

２）組織呼吸からみた酸素摂取

　組織呼吸からみた酸素摂取量は，〔心拍出量×動静脈血酸素較差〕で表される。動静脈血酸素較差は，末梢における酸素取り込みの指標となる。運動によって筋での酸素需要が増大すると，組織の酸素分圧が減少する。さらに，代謝熱の発生と二酸化炭素や乳酸などの増加により，ヘモグロビンから多量の酸素が組織内へと遊離される。動静脈血酸素較差は安静時約 6 ml/dlであるが，運動強度が増加すると急激に増加し，最大作業では非鍛練者では15ml/dl，鍛練者では17ml/dlにまで達する。動脈血には酸素が20ml/dl含まれているので，安静時には約30％の酸素が組織に取り込まれており，酸素摂取量が最大になる運動では動脈血の酸素の約85％が組織内に遊離することになる。

　持久的トレーニングによって，動静脈血酸素較差の最大値は増加する。その理由としては，活動筋の毛細血管が発達することによって血液がより多く活動筋へ流れるようになることや，ミオグロビンの量が増加し，筋への酸素を取り込む能力が向上すること，さらにミトコンドリアが増加し，大きくなることによって筋の代謝機能が向上することなどが考えられる。

３）無酸素性作業閾値

　運動開始後徐々に運動強度を増加させると，ある運動強度（最大酸素摂取量の約40〜70％強度）を境にして急激に換気量，二酸化炭素排出量さらに血中乳酸濃度が増加し始める。これは，運動に必要なエネルギー供給において，有酸素エネルギー産生機構に比較して，無酸素性エネルギー産生機構がより動員され始めたことを表している。この運動強度を**無酸素性作業閾値**（anaerobic threshold：AT）とよぶ。換気閾値（VT）と乳酸閾値（LT）の第 1 変移点は，ATとほぼ一致する。また血中乳酸濃度の第 2 変

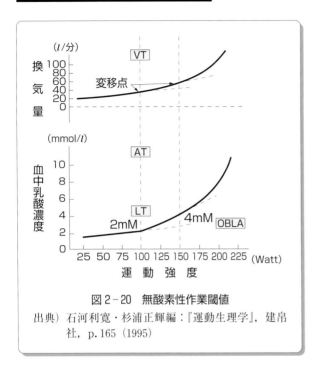

図2-20　無酸素性作業閾値

出典）石河利寛・杉浦正輝編：『運動生理学』，建帛社，p.165（1995）

移点は，血中乳酸4mmol/lにほぼ一致する。この運動強度をOBLA（onset of blood accumulation）という（図2-20）。これは，主動筋による乳酸生成速度と，骨格筋，心筋，腎臓，肝臓などによる消却速度とが平衡して動的バランスのとれた運動強度を意味している。血中乳酸の第1変移点とOBLAに相当する運動強度は，それぞれ一般人で最大酸素摂取量の約50％と70〜80％，持久的トレーニングを行っている運動選手で約70％と75〜85％に相当する。このように持久的運動選手の無酸素性作業閾値は，一般人と比較してより高い運動強度で出現する。またOBLA強度では，理論的にはグリコーゲン貯蔵が十分あるかぎり運動を持続できる。

4）最大酸素摂取量

　運動中には特に主動筋によるエネルギー必要量が増加し，それに伴い酸素摂取量も増加する。運動中に体内に摂取される酸素量の最大値を，最大酸素摂取量（$\dot{V}O_2$max）とよんでいる。通常，l/分として表すが，体重による差を補正するためにml/kg/分で表すことも多い。最大酸素摂取量は，酸素の運搬・摂取能力を示す値であり，全身持久力の重要な指標として広く用いられており，相対的運動強度（％$\dot{V}O_2$max）の基準としても用いられている。また酸素1lの消費は，約5kcalのエネルギー消費に相当することから，1分間あたりの酸素摂取量がわかれば，1分間あたりの消費エネルギー量もわかる。

　持久的トレーニングを積むと，呼吸器系では呼吸筋が発達して肺での換気能力が高まり，肺毛細血管の量が増大するため肺拡散容量が増大する。循環器系では，最大心拍出量が増加し，さらに活動筋の毛細血管が発達することによって血液がより多く活動筋へ流れるようになることや，ミトコンドリアが増加し，大きくなることにより動静脈血酸素較差の最大値が増加する。また総ヘモグロビン量も増加するが，それは持久的トレーニングによって全血液量が増加したためであり，ヘモグロビン濃度が増加したためではない。これらの結果から，最大酸素摂取量が増加し，無酸素性作業閾値も上がる。

2.4　内分泌系

（1）ホルモンとは

1）内分泌腺と標的器官

　身体内外の環境の変化に対応して，体内環境の恒常性を維持しているのが神経系と内分泌系である。一般に，神経系による調節は敏速で一過性であり，内分泌系による調節は緩やかであるが持続性がある。内分泌腺とは，ホルモンを分泌する腺細胞が集合したものである（図2-21）。ホルモンが作用する器官を，標的器官とよぶ。ホルモンは，内分泌細胞で産生され，血液によって標的細胞に運ばれて受容体（レセプター）を介して作用を発揮する情報伝達物質である。

　ホルモンには，①骨格，筋肉などの成長や発達などの調節，②精神的ストレスなどの外部環境変化に対する緊急反応，③体液量や血圧などの生体内部環境

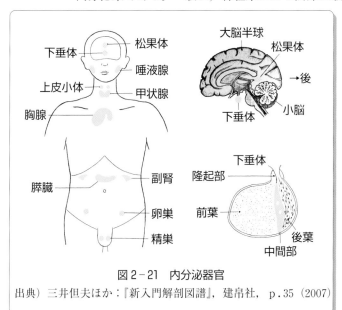

図2-21　内分泌器官

出典）三井但夫ほか：『新入門解剖図譜』，建帛社，p.35（2007）

の恒常性の維持，④性行動や自律運動などの特殊な行動の調整，などの四つの主なはたらきがある。

2）ホルモンの分類

　ホルモンはその化学構造から，アミン型ホルモン，ペプチドホルモン，ステロイドホルモンの三つに大別することができる。アミン型ホルモンは，アミノ酸を基質として合成される（アドレナリン，ノルアドレナリンなどのカテコールアミン）。ペプチドホルモンは，アミノ酸がペプチド結合した構造をもつ（インスリン，グルカゴン，成長ホルモンなど）。ステロイドホルモンは，コレステロールを基質として合成される（コルチゾール，テストステロンなど）。

　標的器官には，必要なホルモンだけを選択的に感知し反応するための受容体が存在する。アミン型ホルモンとペプチドホルモンは，水溶性で細胞膜を通過できない。このため，これらのホルモンの標的細胞には，膜に受容体が存在する。一方，ステロイドホルモンは脂溶性で，細胞膜を通過することができる。このため，これらのホルモンの受容体は，細胞内に存在している。

3）ホルモンの分泌調節

　ホルモンの分泌は，複雑な機構によって調節されている。視床下部ホルモン濃度は下垂体前葉ホルモンの分泌を調節しており，下垂体前葉ホルモンは甲状腺ホルモン，

副腎皮質ホルモン，性腺ホルモンの分泌を刺激する。刺激によって分泌されたホルモンや，ホルモンによって変化した代謝産物が，上位の内分泌器官のホルモン放出を制御するフィードバック機構が存在する。ホルモンの分泌は，自律神経支配によっても調節されている。副交感神経によるインスリンの分泌，交感神経緊張時のアドレナリン，ノルアドレナリンの分泌などがその例である。また，内分泌細胞は，血液の物理化学的変化を感受して分泌を起こす。血糖の上昇によるインスリンの分泌がその例である。

（2）運動・トレーニングとホルモン
1）コルチゾール（副腎皮質ホルモン）

コルチゾールは，脳下垂体前葉から分泌される副腎皮質刺激ホルモンの刺激により分泌される。主な作用としては，筋におけるたんぱくの分解とアミノ酸動員（異化作用）を促進し，特に糖原性アミノ酸の生成を増加させる。また，肝臓においては糖原性アミノ酸を取り込んで糖新生およびグリコーゲン合成を促進する。さらに脳や心臓以外では，糖の取り込みを抑制し，結果的に血糖値が上昇する。また，血漿量維持や心臓収縮力亢進などのストレス刺激にも対応している。その他に抗炎症作用，抗発熱作用，骨吸収亢進作用など多彩な生理作用がある。

血中コルチゾールは，最大酸素摂取量の60％強度以上の運動で増加する。また同じ運動強度では，非運動鍛練者よりも運動鍛練者のほうが分泌量は多く（図2-22），トレーニングにより分泌量は増加する。平均年齢が約60歳の慢性腰痛者10名を対象とし，主観的運動強度11（楽である）のレベルで約45分間水中運動を行わせた結果，唾液中コルチゾールが有意に増加したという報告もある。また，20人の男子大学生を二つのグループに分け，分岐鎖アミノ酸を34％含んだアミノ酸を投与した群とプラセボを投与した群に分け，1,600mリレーを24時間行わせた結果，運動後のコルチゾール濃度はアミノ酸投与群で有意に低いことが報告されている。

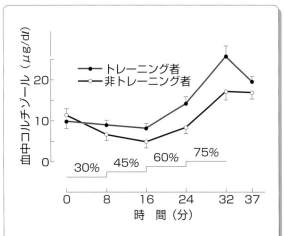

図2-22　段階的運動強度の増加に伴う血中コルチゾールの変動

注）　血中コルチゾールは中等度以上の運動強度で増加しトレーニングにより分泌量は増加する。

出典）朝山正己ほか：『イラスト運動生理学　第5版』，東京教学社，p.115（2020）より改変

2）カテコールアミン

運動に際して最も速やかに，かつ直接的に関与するのはカテコールアミンである。副腎髄質は，アドレナリンと少量のノルアドレナリンを分泌する。血中のノルアドレナリンは，交感神経末端から放

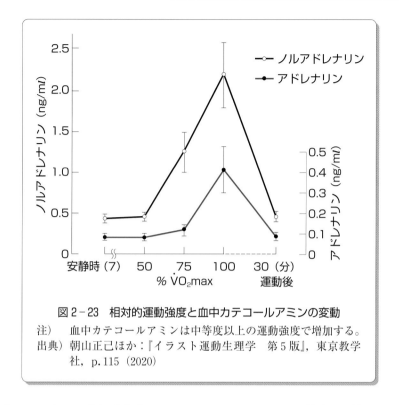

図 2 - 23　相対的運動強度と血中カテコールアミンの変動
注）　血中カテコールアミンは中等度以上の運動強度で増加する。
出典）朝山正己ほか：『イラスト運動生理学　第 5 版』，東京教学社，p.115（2020）

出されるものが大部分を占める。アドレナリンには，心拍数，心拍出量，心筋収縮力を増加させるなどの心機能を促進する作用がある。ノルアドレナリンは，ほぼ全身の血管を収縮させ血圧を上昇させる。アドレナリンとノルアドレナリンは，ともに肝臓でのグリコーゲン分解を促進し，血糖を上昇させる。筋中のグリコーゲンの分解も促進し，グルコースから解糖が進むと，血中乳酸濃度が上昇する。また，脂肪分解も促進することによって，血中遊離脂肪酸量が増加する。これらの糖代謝や脂肪分解亢進作用の結果，酸素摂取量が増加し，体熱産生も増加する。このようにカテコールアミンは，運動の遂行に必要な身体環境を確立する。

　カテコールアミンの分泌量は，最大酸素摂取量の約50％以上の強度で増加する（図 2 - 23）。運動開始後徐々に運動強度が増加すると，ある運動強度を超えた時点で血中乳酸濃度が二つの変移点をもって指数関数的に増加し始める。この乳酸閾値の第 1 変移点が無酸素性作業閾値とほぼ一致し，運動開始後，アドレナリンとノルアドレナリンが安静時よりも高くなる点にも一致する。このことから血中乳酸の第 1 変移点は，運動による交感神経緊張の始動を意味するといえそうである。長期間トレーニングを行うと，カテコールアミンの上昇はトレーニング前に比較して抑制される。

3）インスリンとグルカゴン

　インスリンとグルカゴンは，それぞれ膵臓のランゲルハンス島のB（β）細胞とA（α）細胞から分泌される。これらのホルモンの主な標的器官は，骨格筋，心臓，肝臓，脂肪組織である。インスリンの作用は広範囲で多彩であるが，その代表的な作用

は血糖低下作用である。筋においては，グルコースの膜の透過性を促進して糖の利用を増大し，グリコーゲンの蓄積を促す。脂肪組織や肝臓においては，グルコースなどからの脂肪酸合成を促進し，栄養素の脂肪組織への貯蔵を促進する。逆に，グルカゴンは肝臓においてグリコーゲン分解，糖新生，脂肪分解を促進し，遊離脂肪酸を供給する。このように，インスリンは細胞外液から筋肉，肝臓，脂肪組織へのグルコースの移動を促進し，逆にグルカゴンは肝細胞から細胞外液へのグルコースの移動を促進することにより，血糖値を一定に保っている。運動時には，筋における糖の利用が増加するために，グルカゴン分泌が増加して血糖値を維持し，逆にインスリン分泌は低下する（図2-24）。日常，有酸素性運動をしている人の細胞ではインスリン感受性が高まり，少量のインスリンで効果的にグルコースを筋細胞内に取り込む「インスリン節約作用」が発現する。

4）成長ホルモン

　成長ホルモンは，下垂体前葉の成長ホルモン分泌細胞から分泌される。成長ホルモンの主な作用は，骨と筋肉の発育促進である。成長期には，長骨の骨端にある軟骨が成長ホルモンによって増殖するために長骨が伸び身長も伸びる。骨以外の組織においてはたんぱく合成を促進し，細胞の増殖を促進する。また脂肪分解，血中遊離脂肪

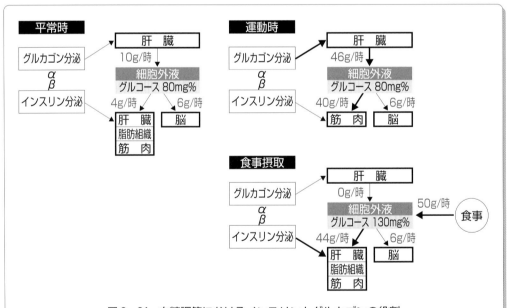

図2-24　血糖調節におけるインスリンとグルカゴンの役割

注）運動時にはグルカゴン分泌が増加して，肝臓でのグリコーゲン分解を促進し，筋肉での大量のグルコース利用に見合うだけのグルコースを供給することにより血糖値の低下を防ぐ。同時にインスリン分泌は低下し，脂肪組織，肝臓へのグルコース取り込みを抑制する。食事により血糖値が上昇すると，インスリン分泌が増加して，筋肉，脂肪組織へのグルコース取り込みを促進し，血糖値を低下させるように働き，グルカゴン分泌は減少して肝臓での糖新生を抑制する。

酸，血糖の上昇にも関与している。成長ホルモンは，運動強度に比例して分泌量が増加する。またその増加量は，男性に比較して女性で大きい（図2-25）。

5）テストステロン

男性ホルモン（アンドロゲン）は，男性ホルモン作用をもつステロイドホルモンの総称で，精巣，副腎皮質，卵巣でつくられる。精巣から分泌される男性ホルモンの大部分は，テストステロンである。女性では血中の男性ホルモンの多くは副腎で産生されたものであるが，男性では副腎由来の男性ホルモンには生理的意義がほとんどない。

テストステロンなどの男性ホルモンは，生殖器系の発達促進，男性二次性徴の発現，たんぱく同化と性徴の促進などの作用をもつ。テストステロンは，男性長距離ランナーにおいて一過性の短時間の運動では増加するが，長時間の激しい運動では減少し，運動数日後に回復することが報告されている。

一方，一過性のレジスタンス運動（レッグプレスとベンチプレス運動を最大挙上重量の70％で，10回を3セット）を行わせた結果，男性の血清テストステロン濃度は，運動前に比較して運動直後に有意に増加したが，女性では有意に減少したことが報告されている（図2-26）。

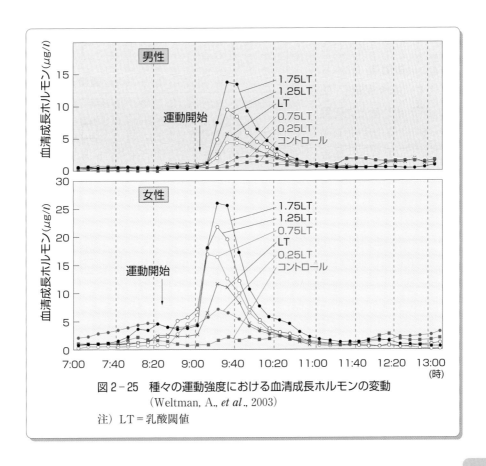

図2-25　種々の運動強度における血清成長ホルモンの変動
（Weltman, A., *et al*., 2003）
注）LT＝乳酸閾値

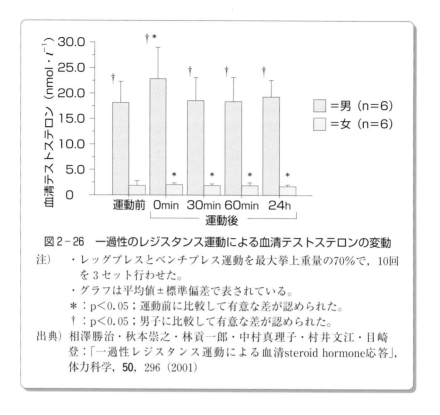

図2-26　一過性のレジスタンス運動による血清テストステロンの変動
注）　・レッグプレスとベンチプレス運動を最大挙上重量の70％で，10回
　　　　を3セット行わせた。
　　　・グラフは平均値±標準偏差で表されている。
　　　＊：p＜0.05；運動前に比較して有意な差が認められた。
　　　†：p＜0.05；男子に比較して有意な差が認められた。
出典）相澤勝治・秋本崇之・林貢一郎・中村真理子・村井文江・目崎
　　　登：「一過性レジスタンス運動による血清steroid hormone応答」，
　　　体力科学，**50**，296（2001）

2.5　消化器系

（1）食物の消化・吸収

1）消化管と消化腺

　消化とは，口から摂取した巨大分子の食物を，口腔，胃，小腸（十二指腸，空腸，回腸），大腸（盲腸，結腸，直腸）などの消化管を通る間に体内に取り入れられる状態にまで細かく分解し，不要なものを肛門から体外に排出することである。化学的消化を行う消化液は，唾液腺，胃腺，腸腺，膵臓などの消化器官（図2-27）から能動的に分泌されている。

2）機械的消化と化学的消化

　消化には，消化酵素によって栄養素を分解する化学的消化や，化学的消化が円滑に行われるように食物を細かくする機械的消化，それに腸内細菌による発酵，腐敗などにより分解する細菌学的消化がある。

　食物が口腔内に入ると，口による咀嚼（機械的消化）と唾液の作用（化学的消化）によって細かくなり，飲み込み（嚥下）やすくなる。唾液は，耳下腺，顎下腺，舌下腺などから1日約1〜1.5*l*分泌され，デンプンの消化酵素であるα−アミラーゼを含んでいる。唾液は咀嚼を助け，口腔内に潤いを与えて飲み込みやすくしたり，消化酵素の作用を受けやすくしたりする。そのpHは6〜7である。胃液は，胃腺の分泌細胞から分泌される。胃では蠕動運動と胃液によって食物を半流動性で酸性の糜汁に

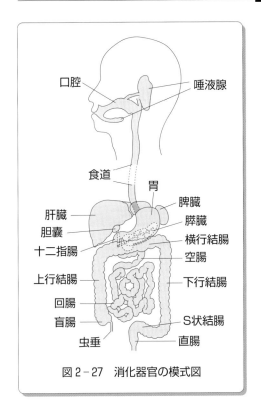

図2-27　消化器官の模式図

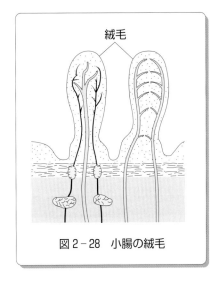

図2-28　小腸の絨毛

し，少量ずつ十二指腸に送り出す。十二指腸には，肝臓から胆汁が流れてくる総胆管と膵臓から膵液が流れてくる膵管とが開口している。膵液には炭酸水素イオンが含まれており，胃から送られてきた酸性の食物を中和し，消化酵素の作用を受けやすくする。膵液に含まれている主な消化酵素には，糖質を消化するα-アミラーゼ，脂質を消化するリパーゼやホスホリパーゼ，たんぱく質を消化するトリプシンやキモトリプシンなどがある。

3）各栄養素の吸収機構

　小腸は十二指腸，空腸，回腸からなるが，空腸と回腸上部で三大栄養素，無機質，ビタミンおよび水が吸収される。単糖類が二つ結合した二糖類や，アミノ酸が二つ結合したジペプチドは，小腸粘膜上皮細胞膜の一部である微 絨 毛膜に達する。微絨毛は，空腸上部で特に発達しており，回腸へ向かうに従って減少する。小腸の表面積は，微絨毛を考慮すると200m²にも達する（図2-28）。これほど表面積が広いからこそ，栄養素や水が速やかに吸収されるのである。微絨毛膜には消化の最終段階を行うマルターゼ（マルトースをグルコースに分解），ラクターゼ（ラクトースをグルコースとガラクトースに分解），ジペプチダーゼ（ジペプチドをアミノ酸に分解）などが存在する。消化の最終段階と吸収の最初の段階とは小腸粘膜上皮細胞膜において同時に行われるものであり，これを膜消化という。このため膜消化の段階では，消化と吸収の区別ははっきりとつけにくい。

　各栄養素が吸収される際には，消化管の細胞膜を通過しなければならない。この栄養素の細胞膜透過方法には，エネルギーのいらない拡散や浸透などの受動輸送と，エネルギーを使って積極的に栄養素を吸収する能動輸送とがある。糖質の吸収は，ガラクトースとグルコースが能動輸送によって吸収されるため吸収速度が速いが，フルク

トースは拡散輸送によって吸収されるため吸収速度が遅い。吸収された糖質は，門脈を経て肝臓に送られる。たんぱく質は，アミノ酸まで分解された後に吸収されるが，その種類によって拡散輸送されるものと能動輸送されるものとに分かれる。脂肪は，脂肪酸とグリセリンに分解され主に拡散輸送によって吸収された後，再び脂肪に合成され，腸リンパ本管に入り，胸管を経て血液に入る。腸管内の水分は，食物中の水分と消化液中の水分で，1日に約$9l$に達する。そのうち95%が小腸，5%が大腸で吸収される。

（2）運動・トレーニングと消化・吸収

1）消化器への血流配分

　激しい運動時には，活動筋における大きな酸素需要量を満たしきれない。そのため，運動と関係の少ない部分の血管を収縮し，血液量を減少させることによってより多量の血液が活動筋や心臓へ配分される機構がはたらく。このため，運動によって心拍出量が増加すると，骨格筋，皮膚，心筋への血流配分が顕著に増加する一方で，腎臓や消化器への血流量が低下し，消化器の機能が抑制される。消化器への安静時の血流量は約$1.25\sim1.5l$（安静時の心拍出量を$5l$とすると，その25〜30%）であるが，激しい運動時には$0.6\sim1.0l$（運動時の心拍出量を$20l$とすると，その3〜5%）にまで減少する（p.40表2−4参照）。

2）消化機能の調節（自律神経系・消化管ホルモン）

　消化液の分泌や消化管の運動は副交感神経が緊張すると促進され，逆に交感神経の緊張により抑制される。また，消化管ホルモンや局所の機械的刺激によっても調節されている。食物を見たり，匂いを嗅いだり，味わったりすると，迷走神経を介して胃液や膵液が分泌される。この時，迷走神経は胃ではG細胞にも興奮を伝えるために消化管ホルモンであるガストリンが分泌され，胃腺の活動が促進される。また，食物が胃の中に入ると胃が伸展され，直接の物理的刺激によっても胃液の分泌が起こる。食物は胃で半流動性の酸性の糜汁（びじゅう）になり十二指腸に入る。十二指腸内が酸性（pH3.0以下）になると十二指腸粘膜にあるS細胞からセクレチンが，また十二指腸粘膜に糜汁，糖類，脂肪，たんぱく質の消化産物が触れると，十二指腸粘膜のI細胞からパンクレオザイミンが分泌され膵液の分泌が促進され，胆汁の分泌が始まる。

3）胃液の分泌・酸度

　胃液には，塩酸やたんぱく質分解酵素であるペプシンやガストリクシン，乳汁凝固酵素であるレンニン，脂肪分解酵素であるリパーゼなどが含まれている。pHは1〜2と強い酸性である。胃液の分泌は激運動後に抑制され酸度が低下するが，食後に軽運動を行うと胃液の分泌が亢進し，消化機能の促進がみられる。

4）食物の消化管内通過時間

　食物として摂取した固形物および液体が口腔に入ってから嚥下後，消化管を通過して肛門から排便されるまでのおおよその通過時間を，表2−5に示した。この時間

表 2-5　食物の消化管通過に要する時間

嚥下後胃に達するまでの時間	液　体	1～6 秒
	固形物	30秒～1 分
嚥下後小腸に達するまでの時間	液　体	1～5 分
	固形物	5 分～6 時間
嚥下後大腸に達するまでの時間		4～15時間
嚥下後排便に至るまでの時間		24～72時間

は，食物の種類，性状，さらには摂取した人の生理機能や体調などによってそれぞれ異なる。食物は通常，食後 2～3 時間で大部分が胃から十二指腸に出ていくが，糖質が速く，次いでたんぱく質，脂質の順に遅くなる。また運動中，特に激しい運動では，食前，食後を問わず胃の運動が抑制され，食物の胃内停滞量の割合が多くなる。

5）消化・吸収機能の推移

　運動が消化・吸収機能に及ぼす影響は，運動の種類，強度，持続時間などによって異なるが，摂取する栄養素の種類や摂取時間などによっても異なってくる。主に腹部内臓である消化器系の自律神経支配は，一般に副交感神経が能動的で，その緊張によって消化液の分泌や消化管の運動が促進される。

　運動を行う場合，まず精神的に緊張することによって交感神経緊張状態になり，副腎髄質からアドレナリン，ノルアドレナリンが分泌され，呼吸・循環機能はもとより，筋肉までその準備態勢を整える。運動を開始すると，その強度に比例して副腎髄質からアドレナリン，ノルアドレナリンがより多く分泌され，心臓機能が促進され，心拍出量や血圧が増す。同時に呼吸中枢も刺激され，呼吸運動が促進される。また，血中のカテコールアミンに加えて，成長ホルモン，コルチゾール，グルカゴンなどのホルモン濃度も上昇し，血糖や遊離脂肪酸濃度が上昇する。さらに，筋血流量が増大することによって筋肉内代謝が円滑に行われる。

　前述のように，激しい運動時には運動と関係の少ない部分の血管を収縮し，血液量を減少させることによってより多量の血液が活動筋や心臓へ配分される機構がはたらく。このため運動中は，腎臓や消化器への血流量が低下し，消化液の分泌が低下し胃腸の運動も抑制され，消化・吸収機能が低下するものと考えられる。運動が終了すると，心拍数，血圧，呼吸数などは比較的短時間で減少する。運動中に比較して交感神経の緊張度が低下するものの，酸素負債や乳酸の消却など，運動中に消費されたエネルギーを補給することになり，交感神経優位の状態は運動強度に比例して維持される。したがって，運動後直ちに消化・吸収機能が促進されるとは考えにくい。

2.6　泌尿器系
（1）尿の生成
1）腎臓の機能

　尿を生成する腎臓と，尿管，膀胱そして尿道からなる尿路系とをまとめて泌尿器系という。摂取した栄養素が代謝され，老廃物や不要な分解産物を体外に排泄するための重要な器官である（図2-29）。

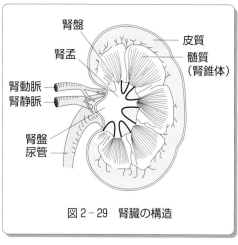

図2-29　腎臓の構造

　腎臓は，生体内の恒常性維持に関して次のような重要なはたらきをしている。

　1．代謝産物や有害な物質を尿として排泄する。

　2．体液量を正常に維持する。

　3．血液のpHを一定に保持する。

　4．体液のイオン組成，浸透圧を一定に保つ。

　5．レニンを分泌し血圧の調節を行う。

　6．赤血球生成因子エリスロポエチンを分泌する。

　7．ビタミンD_3を介したCa^{++}代謝の調節を行う。

　腎臓で生成された尿は，尿管を通り，膀胱に蓄積されてから生体外に排泄される。尿性状は，生体内の変化を反映し病気の検査指標としても重要である。

2）糸球体における血漿の濾過

　腎臓は，腎皮質，腎髄質，腎盂からなる。腎皮質には，およそ100万個のネフロン（腎単位）があり，一つひとつが血液を濾過して尿を生成している。ネフロンには腎小体（マルピギー小体）とよばれる小さい球状構造があり，毛細血管が球状になった糸球体をボーマン嚢が包んでいる。糸球体では，毛細血管圧により血漿が濾過される。ボーマン嚢に押し出された濾液を，原尿という。**腎血流量**（renal blood flow：RBF）は1l/分程度であり，**腎血漿流量**（renal plasma flow：RPF）はこの55%程度に相当する。糸球体で濾過される血漿量を**糸球体濾過量**（glomerular filtration rate：GFR）*といい，100ml/分程度である。したがって，1日に生成される原尿はおよそ150lにもなる。

$$100\text{m}l/分 \times 60分 \times 24時間 = 144,000\text{m}l$$

　＊**糸球体濾過量（GFR）**　　血漿中の物質が一定時間内にどのくらい尿中に排泄されるかを，その物質のクリアランスという。糸球体で濾過され，尿細管で分泌も再吸収もされない物質（例えばイヌリン）を静脈に投与し，尿中の濃度を求めると，糸球体濾過量が求められる。

$$クリアランス = \frac{（尿中濃度\text{mg/m}l \times 単位時間内の尿量\text{m}l）}{血漿中濃度\text{mg/m}l}$$

　腎血漿流量と糸球体濾過量の比を濾過率（filtration rate：FR）といい，人ではおよそ15〜25%である。

3）尿細管における再吸収と分泌

腎小体に続く尿細管で，身体に必要な物質が再吸収される（図2-30）。近位尿細管で，原尿の水分の80％以上が再吸収され，Na^+，K^+，Cl^-，Ca^{++}，重炭酸塩，リン酸塩，アミノ酸，ブドウ糖（グルコース），尿素なども再吸収される。遠位尿細管では，残りの水分の大部分とNa^+，Cl^-などが再吸収される。一方，K^+，H^+，アンモニアなどは，尿細管から分泌される。このように，尿細管では特定の部位で，特定の物質の選択的な再吸収や分泌が行われている。この結果，原尿の99％以上が再吸収され，尿として排泄されるのは1～2 l/日程度になる。

4）尿

1日の尿量は，1～2 lである。固形成分がおよそ50g程度であり，そのほとんどが血漿に比べ濃縮されている（表2-6）。pHは5～8で，大量の動物性食品をとると酸性に，植物性食品をとるとアルカリ性に傾く。

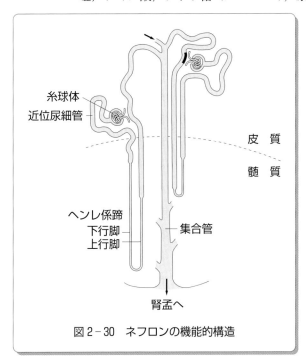

図2-30　ネフロンの機能的構造

糸球体
近位尿細管
皮　質
髄　質
ヘンレ係蹄
下行脚
上行脚
集合管
腎盂へ

表2-6　尿成分の濃縮率

	血漿（％）	原尿（％）	尿（％）	濃縮率
水	99～93	99	95	1
たんぱく質	7～9	0	0	0
ブドウ糖	0.1	0.1	0	0
尿　素	0.03	0.03	2	70
尿　酸	0.004	0.004	0.05	12
クレアチニン	0.001	0.001	0.075	75
Na^+	0.3	0.3	0.35	1
K^+	0.02	0.02	0.15	7
Ca^{2+}	0.008	0.008	0.015	1.90
NH_4^+	0.001	0.001	0.04	40
Cl^-	0.37	0.37	0.6	1.6
PO_4^{3-}	0.009	0.009	0.15	16
SO_4^{2-}	0.003	0.003	0.18	60

（2）運動・トレーニングと腎臓

　生体の機能には，適度に使うことによって明らかな向上がみられるものと，それほどみられないものとがある。腎機能はトレーニングの影響を受けにくいため，以下に一過性の運動時の動態について述べることにする。

1）運動時の腎血行動態

　運動時には交感神経系が優位にはたらいており，血圧の上昇，心拍出量の増大，筋血流量の増加などが起こっている。特に筋肉には大量の血流が配分されているため，RBF，RPF，そしてGFRが大きく影響を受ける。

　RBFは，運動強度に応じて低下し，最大運動（100%$\dot{V}O_2max$）時には安静時に比べて約50%減少する。しかし，最大運動負荷の60分後には，ほぼ安静時の値にまで回復する。これに対して，GFRの低下は，RBFの低下よりも小さい。すなわち，濾過率（GFR/RPF）は，運動時には上昇する（表2-7）。

2）運動時の尿量および尿中成分

　尿量は，安静時には0.5〜1ml/分程度であるが，運動時には運動強度が高まるほど，また運動時間が長くなるほど減少する。これは，主として発汗により身体の水分が失われる結果，尿細管での水の再吸収が高まることに起因する。

　尿性状については，pHが激運動時には尿中乳酸排泄の増大により，また，飢餓時や超長時間運動時には尿中ケトン体排泄の増大により各々低下する。また，激運動時にはたんぱく尿がみられることがあるが，これは運動性たんぱく尿とよばれ，腎機能に問題のない場合が多い。

　栄養素の代謝との関連では，窒素成分や多くの無機質・水溶性ビタミンの尿中排泄が減少することが多い。これは，運動時には汗中へ排泄が増大することや体内での利用が高まることなどに起因する。

表2-7　運動が腎血漿流量（RPF）および糸球体濾過量（GFR）に及ぼす影響

運　動　の　種　類	RPF	GFR
400m全力走	61	53
6.4〜11.3km/時，10〜15分走	54	58
階段上昇12分間	72	82
階段上昇20〜25分間　　疲憊無（男子）	63	94
疲憊有（女子）	30	38
自転車　仰臥　酸素消費量0.95〜1.0l/分	79	86
4.8km/時　歩行　5%　　21℃	58	100
50℃	64	83

注）　運動前値に対する運動中または直後値の百分率。
出典）中野昭一・栗原　敏・伊藤　朗・藤井穂波・波多野義郎・宮崎康文・池田義男：『図説運動の仕組みと応用　第2版』，医歯薬出版，p.142（1996）

2.7　体温調節機能

（1）体温調節のしくみ

1）核心温度と外殻温度

体温は，体内深部の核心（core）温度と体表面に近い外殻（shell）温度（図2-31）に分けられる。核心温度は，環境温が大きく変化しても温度変化がほとんどないように維持されている頭蓋腔，胸腔，腹腔などにある臓器や血液の温度のことである。外殻温度は，皮膚と外気が触れる体表面の温度で，環境温の変化によって変動し，四肢においては体幹部から末端部にいくに従って低くなる温度勾配がみられる。冬に手足が冷たくなるのは，末梢の血管を収縮させて暖かい血液を身体の中心部に集め，核心温度を一定範囲に維持するためである。

2）体熱の平衡

体熱の産生は身体の化学反応によって起こり，逆に放散は物理的機序によって行われる。熱産生量と熱放散量のバランスがとれていると体熱平衡が維持され，体温（核心温度）は約37℃に保たれる（図2-32）。しかし，産熱が増えたり，放熱が防げられると体温は上昇し，逆に産熱が減ったり，放熱が高まると体温は下降する。

①　**熱産生**　　体熱は全身の細胞が営む化学反応によって産生されるので，代謝の盛んな臓器ほど熱産生量が大きくなる。安静時の熱産生の約半分は胸腔と腹腔臓器で行われ，なかでも肝臓，腎臓，消化管などの熱産生は高い。通常，骨格筋による熱産生は全体の20〜25％であるが，運動時には筋収縮による熱産生が増大し，全体の80〜90％にも達する。また，食後数時間は代謝が亢進し，熱産生が一時的に増大する。こ

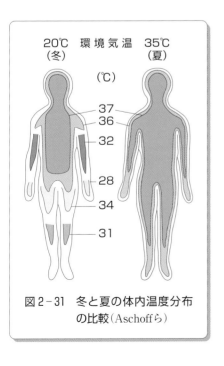

図2-31　冬と夏の体内温度分布の比較（Aschoffら）

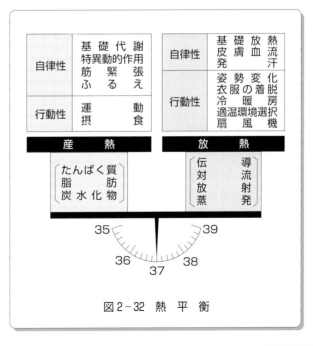

図2-32　熱　平　衡

れは食事誘発性熱産生（特異動的作用）とよばれ，三大栄養素の中で，特にたんぱく質を摂取した時にこの現象が顕著にみられる。

　寒冷環境下で体温を維持するには，骨格筋を動かして熱産生を増やすのが効果的であるが，それ以外にふるえと非ふるえ熱産生によって体温を上昇させる。ふるえは，周期的に生ずる骨格筋の不随意的な律動性収縮に基づくもので，非ふるえ熱産生は骨格筋の収縮ではなく，肝臓などの臓器や褐色脂肪組織の異化亢進により生じ，ヒトでは新生児期の体温維持に重要な役割を果たしている。

　②　**熱放散**　　外気温が体温より低い時，体内で産生された熱は，体表面に運ばれて物理的な過程で体外に放出される。体表面からの熱放散には放射，伝導，対流，蒸発の四つの過程があり，ヒトの蒸発性熱放散には不感蒸泄と発汗がある。

　皮膚や肺・気道粘膜から気がつかないうちに水分が蒸発することを不感蒸泄というが，皮膚から500〜700ml／日，肺から150〜450ml／日の蒸発があり，1日に約500kcalの熱が放散されることになる。

3）体温調節機構

　①　**温度受容**　　体温は皮膚温度受容器と中枢温度受容器によって感知され，その温度情報が中枢で統合され，体温が正常になるように自律性体温調節と行動性体温調節が行われる。

　②　**温度調節中枢**　　視床下部には，体温調節中枢の温中枢（熱放散作用）と冷中枢（熱産生作用）がある（図2-33）。通常は視索前野と前視床下部に存在する温・冷受容器からの情報と主に皮膚の冷受容器からの情報が統合されて，体温調節が行われる。体温が上昇すると温中枢がはたらき，皮膚血管が拡張して血流量が増加し，発汗も伴って熱放散を亢進させる。逆に，体温が低下すると冷中枢がはたらき熱産生が亢進する。皮膚血管が収縮して血流量を低下させて熱放散を減少させたり，ふるえによる熱産生増加や交感神経刺激による褐色脂肪組織の代謝亢進，さらに甲状腺ホルモンの分泌亢進によって熱産生を増大させる。

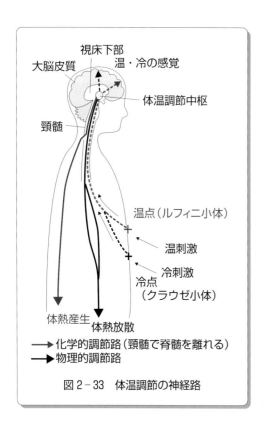

図2-33　体温調節の神経路

（２）運動・トレーニングと体温調節

１）高温・寒冷環境下における運動時の体温

　環境温度が変わる中で運動する場合，熱放散はどのようになっているのだろうか。

　寒冷環境下では，放射による熱放散が最も大きく，次いで伝導・対流，蒸発の順になる（図2-34）。体表面からの放射量は，皮膚表面の温度と環境温の温度差によってつくられるため，寒冷環境下では裸出を少なくし，また服装を調整して過剰な熱放散を抑制しなければならない。29〜31℃は血管調節の領域で，皮膚血管の拡張と収縮により体温を調節する範囲である。環境温の上昇に伴って放射，伝導，対流による熱放散は減少し，環境温が36℃を超えると逆に周囲から身体に熱が流入する。その場合，発汗による蒸発が熱放散の唯一の手段となる。高温環境下の運動では，常に汗で体熱を蒸発できるよう水分を摂取し，脱水への耐性を高めることが必要である。

２）運動時の発汗による熱放散

　発汗は，その生理的はたらきで温熱性発汗と精神性発汗に分けられる。温熱性発汗は手掌と足底を除く全身の皮膚に現れる発汗で，皮膚からの水分の気化熱によって熱が放散される。精神性発汗は精神的な緊張や感動によって手掌，足底，腋窩などに現れる発汗で，「手に汗にぎる」などといわれる。例えば，貴重な物を運ぶ時に手掌に適度な湿り気があれば滑りにくくなるといった生理的反応である。

　運動時の発汗では，温熱性発汗と精神性発汗とが同時に現れる。精神性発汗は運動

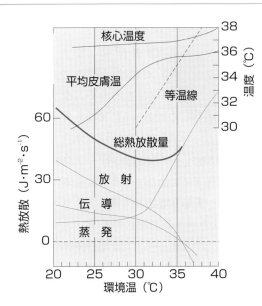

図2-34　各環境温における総熱放散量と放射，
　　　　伝導，蒸発による熱放散量の割合
出典）入來正躬：「体温とその調節」，本郷利憲・
　　　廣重　力・豊田順一・熊田　衛編：『標準
　　　生理学 第3版』，医学書院，p.736（1993）

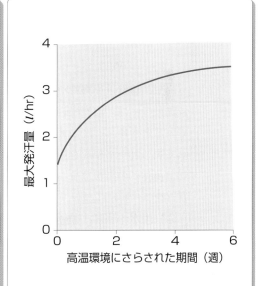

図2-35　高温環境での発汗機構の気候馴化
出典）入來正躬：「体温とその調節」，本郷
　　　利憲・廣重　力・豊田順一・熊田
　　　衛編：『標準生理学 第3版』，医学書
　　　院，p.756（1993）

と同時に発現するが，温熱性発汗は約5分間の潜伏期をおいて始まる。汗は，蒸発すると1gあたり0.58kcalの熱を奪う。100gの汗をかくと，0.58kcal/g×100gで58kcalの熱を奪う。人体の比熱の平均が0.83kcal・kg^{-1}・℃$^{-1}$なので，これは体重70kgの人の体温を約1℃低下させるのに等しい（0.83kcal/g×70kg＝58.1kcal）。

3）トレーニングと体温調節

　ヒトの最大発汗能は，通常1時間に1〜1.5lである。高温環境下でのトレーニングを続けることで，暑熱馴化が起こり，最大発汗能は1時間に約3lまで上昇する（図2-35）。馴化は暑いところで運動をして発汗能を上げ，水分補給を十分することで暑さへの耐性を増した状態をいうが，馴化が成立するまでには通常約4週間の期間が必要である。馴化によってより早く発汗による熱放散が開始されたり，また汗の塩分濃度が低くなって，発汗しても塩分の損失が少なくなったりする。

（3）発汗による体液の乱れ

1）運動時の体液浸透圧と体液量

　運動時の発汗による水分喪失によって，体液浸透圧の上昇と体液量の減少を招く。この場合に次のような機構がはたらき，体液の浸透圧と量が調節される。

　　1．体液浸透圧の上昇は視床下部で感知され，飲水中枢のはたらきによって，すぐに口やのど周辺に口喝感を覚え，水分補給を行うようになる。

　　2．また，下垂体後葉からADH（抗利尿ホルモン）が放出され，腎での水の再吸収が高まり，尿中への水の排泄が抑制される。

　　3．体液量の低下によって，副腎皮質ホルモンのアルドステロンが分泌され，腎でのナトリウムイオンの再吸収が高まり，それに伴い水の再吸収量も受動的に増加し，体液量を増やそうとする。

　運動時には，体液浸透圧と体液量をともに維持しなければならない。脱水が進行しているときに，一度に大量の水だけを補給すると体液浸透圧の急激な低下を招き，脱水で失われた水分量を回復できないまま飲水が停止する場合がある。軽度の脱水であれば身体への影響は少ないが，脱水の程度が大きくなれば，水だけの補給よりも電解質（特にナトリウムイオン）を含んだ水分補給が重要となる。

2）脱水の程度と運動能との関係

　水分損失量に対して水分摂取量が不足すると，脱水が生じる。脱水の程度によってさまざまな症状がみられる（表2-8）。体重の1％の脱水は，体温を0.3〜0.5℃上昇させ，さらに心拍数を5〜20拍/分ほど増加させる。2〜3％の脱水では，口喝感が起こり，競技力が低下し始める。4〜5％の脱水に至っては，競技力が50％近くまで下がり，疲労感も高まってくる。脱水による筋内水分量の減少は細胞内電解質濃度を変化させて筋収縮を阻害する。6〜10％の高度脱水になると，激しい疲労感がみられ，精神・身体機能が著しく低下し，過度の体温上昇，特に40℃以上の深部湿の上昇は運動の継続を不可能にする。

表2-8　高温環境下での運動や作業による脱水状態と症状

脱水状態	発汗量（kg）体重60kgの場合	症　　状
1％	0.6	体温の上昇，脈拍数の増加
2〜3％	1.2〜1.8	口喝感が始まる，競技力が低下し始める
4〜5％	2.4〜3.0	熱による腹痛，吐き気，速い脈，粘りけのある口喝感，20〜30％の持久力低下，50％近い競技力の低下，視力の低下
6〜10％	3.6〜6.0	胃腸障害，脱力感，めまい，頭痛，激しい口喝感と疲労感
10％以上	6.0	幻覚症状，汗が停止，尿の停止，舌が腫れる，高体温，熱中症による意識障害から死亡に至る可能性が高くなる

3）効果的な水分補給

　運動時の水分補給の基本は，体重減少に見合った水分補給をすることである。脱水による身体的な機能障害を受けてから水分補給をしても，効果的な機能回復は望めない。体重の2％を超えるような脱水の場合の水分補給には，できるだけ電解質を含んだ水（0.2％の食塩水に糖分の入ったもの，スポーツドリンク）を補給するほうが水だけを補給するより体液回復には効果的である。1時間の運動で1lの脱水（体重の1kgの減少）があるなら，一度に1lを補給するのではなく，15分間隔で250mlずつの補給が効果的である。

　また，暑い日には運動前に250〜500mlの水分補給をして，事前に体液量を増やしておくことも必要である。脱水を起こしてから水分補給をするのではなく，常に体液浸透圧の上昇や体液量の減少を伴わないような水分補給を心がけることが，運動能力の維持や熱中症予防には欠かせないことである。

2.8　免　疫　系

（1）免疫システム （図2-36，2-37）

1）非自己の認識と排除

　免疫は，異物（非自己）の侵入から自己を防衛する生体反応ととらえられる。つまり，免疫反応とは「自己」と「非自己」をはっきりと認識し，区別して「自己」以外のものを排除する反応のことである。非自己とされるものには，寄生虫，微生物，ウイルスなどのほかに，ある種の接触物（化学物質や植物など），薬品（抗生物質類，血清など），食物（牛乳，チョコレート，イチゴ，コムギなど），吸入物（ホコリ，花粉，香水，煙など），物理的な因子（熱，光，摩擦，放射線など）があげられ，アレルゲンともよばれている。

2）自　然　免　疫

　体内に異物（非自己）が侵入すると，まず非特異的防御機構がはたらいて生体はこの異物を無差別に排除しようとする。これは，生まれつき身についている免疫機構

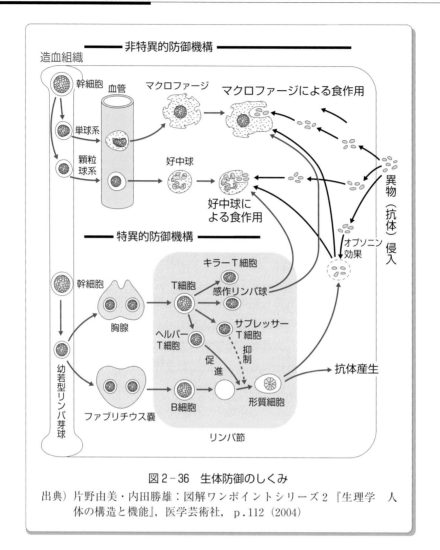

図2-36　生体防御のしくみ

出典）片野由美・内田勝雄：図解ワンポイントシリーズ2『生理学　人体の構造と機能』，医学芸術社，p.112（2004）

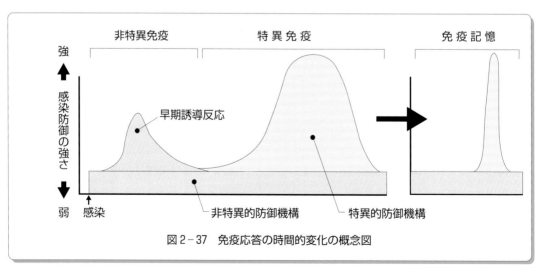

図2-37　免疫応答の時間的変化の概念図

で，自然免疫とよばれる。

　外部からの異物に対して，第一次の防御として体表面にある皮膚の角質層がそれを排除し，気管内の繊毛や粘液などが物理的に捉えてしまう。また，粘液や涙には細菌の細胞膜を消化するリゾチームという酵素が存在し，細菌を破壊しようとする。

　これらのバリアを突破して体内に侵入した微生物（抗原）に対しては，免疫グロブリン（Ig）とよばれる抗体が結合して侵入を防ぎ，粘膜表面を保護したりする。免疫グロブリンは，IgG，IgM，IgA，IgD，IgEが知られている。これらの抗体の血中レベルが増加するのは，感染症，肝疾患や自己免疫疾患などの場合であり，低栄養，薬剤性免疫抑制状態などの場合は低下する。

　また，抗体が微生物に結合すると，貪食細胞である好中球やマクロファージの食作用が促進する。この貪食細胞は白血球の一部で血液中に大量に存在し，血管外に出て感染局所に進み（遊走），細菌や損傷された細胞を貪食して防御する。外傷が炎症を起こした後に膿が生じるが，これは貪食作用の残骸である。

　ウイルス感染細胞やある種の腫瘍細胞を破壊するナチュラルキラー（NK）細胞は，組織の細胞が悪性に変化するのを免疫学的に監視していると考えられている。

　免疫で重要な役割を果たしている白血球数の正常値は3,500〜8,500/μlであるが，炎症があり貪食作用が活発に行われるような時には，白血球数が増加する。また，細菌感染では好中球が増加し，ウイルス感染ではリンパ球が，アレルギー疾患や寄生虫疾患では好酸球が増加するなど，疾患により白血球の分画が変化する（表2−9）。

3）獲得免疫

　自然免疫が無差別に体外からの細菌や異物を防御しているのに対し，マクロファージから抗原の情報を入手したリンパ球は，抗原特異的な免疫機構を構築し特異的防御機構によりこれら異物を排除する。これには，リンパ球のほかに多数の因子が関与している。この免疫機構は，体内に初めて侵入した抗原に対して特異的に抗原を認識

表2−9　白血球の種類

分　類		割合（平均値）	機　能
顆粒	好中球[*1]	55%	細菌等を貪食し，分解
	好酸球[*2]	3%	アレルギー疾患で増加→アレルギーを抑制
	好塩基球[*3]	0.5%	ヒスタミンが炎症部位の血管拡張，ヘパリンが血液凝固を抑制→好中球を補助
無顆粒	リンパ球	36.5%	T細胞（Tリンパ球）とB細胞（Bリンパ球）があり，免疫反応を担う。
	単　球	5%	好中球よりも多くの細菌を貪食・死んだ好中球の処理

注）＊1　ギームザ（Giemsa）染色液で染めると，酸性の染料に染まりやすい顆粒。
　　＊2　ギームザ染色液で染めると，塩基性の染料に染まりやすい顆粒。
　　＊3　ギームザ染色液で染めると，酸性・塩基性の両方の染料に染まる顆粒。

し，排除する。また，これを記憶し2度目の感染には速やかに反応できるようになる。このような免疫機構を獲得免疫という。

　リンパ球には，B細胞とT細胞がある。B細胞は，体液性免疫に重要な役割を果たしている。B細胞が抗原に接すると活性化され，その抗原に対して特異的な抗体を産生し分泌する。一部は抗原の記憶を何年も保持し続け，2度目の感染では，急速に大量の抗体を産生して速やかにこれを排除することができる。一方，T細胞は細胞性免疫に関与し，NK細胞とともに直接細菌や異常細胞（ウイルス感染細胞やがん細胞）を攻撃する。また，T細胞が抗原と反応すると種々のサイトカインを分泌し，ほかのリンパ球の機能を調節する。すなわち，T細胞をキラーT細胞，ヘルパーT細胞，サプレッサーT細胞などに分化させたり，貪食細胞を活性化し遊走性を高めたり，さらに全身性の作用として骨髄を刺激したり，発熱させたりする。サイトカインは，免疫細胞だけでなくその他の細胞や生理的なシステムと相互作用を引き起こして，速やかに異物の排除ができるようにさまざまな方向へさまざまな情報を伝達している。

（2）運動・トレーニングと免疫

1）運動による免疫細胞の変化

　急性運動による白血球の変化については，次の報告がある[1]。

1．白血球数は，低強度の運動の場合およそ40%増加し，高強度になると50%増加する。また，短時間の運動では大きな増加はみられないが，長時間の運動では300%もの増加がみられる。

2．白血球のうち好中球は，運動強度や継続時間に対してほぼ直線的に増加する。運動直後にはカテコールアミンの増加により，その後はコルチゾールの分泌の増加によって増えたものと考えられる。

3．高強度の急性運動後にはリンパ球数が増加するが，その変動はサブセットにより異なる。マラソンなど長時間の高強度の運動後では，ヘルパーT細胞数は変化しないが，キラーT細胞数は約1日後まで低下する。B細胞は運動中わずかに増加するが，運動後に速やかに前値に戻る。

4．血中のNK細胞は，最大および最大下運動中に50～500%増加する。運動1～3時間後には運動前の50%まで減少し，24時間後までには前値まで回復する。NK細胞活性は，高強度の運動を数分間継続すると運動中や運動後に亢進する。しかし，1時間以上の長時間，高強度運動を行うと逆に低下する。この低下は，感染に対する防御機能の低下をもたらすかもしれない。

5．血中の免疫グロブリン濃度は運動によって変動しないが，唾液の中に分泌される免疫グロブリンは，急性の中・高強度運動で一過性に低下する。

2）筋損傷と免疫機能

　高強度運動，特に伸張性筋収縮を伴う運動では，結合組織や筋線維が損傷され，疼痛が引き起こされる。損傷した筋細胞は非自己とみなされ，免疫反応の標的になると

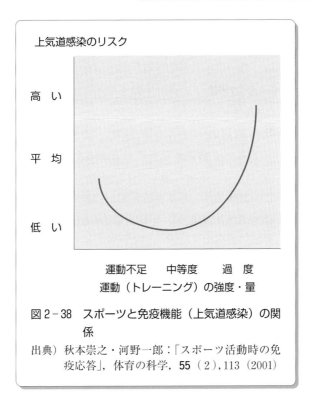

上気道感染のリスク

高　い

平　均

低　い

運動不足　中等度　過　度
運動（トレーニング）の強度・量

図 2-38　スポーツと免疫機能（上気道感染）の関
　　　　係

出典）秋本崇之・河野一郎：「スポーツ活動時の免
　　　疫応答」，体育の科学，**55**（2），113（2001）

思われる。この時，血中の好中球数が上昇し，その後損傷した筋組織に遊走する。マクロファージも遊走し，これらが活性酸素やリソソーム酵素を放出して組織傷害を拡大する。種々のサイトカインも産生，分泌され，炎症反応をいっそう促進する。こうして筋細胞の破壊が進むと，筋原線維も破壊されていく。その後，好中球やマクロファージによる貪食作用によって損傷部が除去され，これに続く筋細胞の修復，再生する過程が開始されるものと思われる。

3）トレーニングと免疫

　スポーツをすると「体が丈夫になる」，あるいは「カゼをひきにくくなる」といわれる。運動習慣のある者では運動習慣のない者に比べてNK細胞活性が高いことは，その裏づけとなる。逆に高強度の運動の後は，上気道感染のリスクが高くなっているという指摘もある（図 2-38）。高強度の運動を継続しているスポーツ選手では，安静時の粘液中免疫グロブリンレベルが低下しており，唾液中にこのグロブリンが少ないことが，上気道感染のリスク増大に関与している可能性がある。

3．運動・トレーニングによる生体内代謝の変化

3.1　エネルギー

（1）エネルギー産生機構

1）ATPとエネルギー

　生体内における直接のエネルギー源は，アデノシン三リン酸（adenosine triphosphate：ATP）である。ATPは，アデノシンにリン酸が3分子結合した高エネルギーリン酸化合物であり，必要に応じて1分子のリン酸を放し，エネルギーを放出してアデノシン二リン酸（adenosine diphosphate：ADP）となる（図2-39）。このエネルギーは，神経の興奮や筋肉の収縮，生体成分の合成などに用いられる。

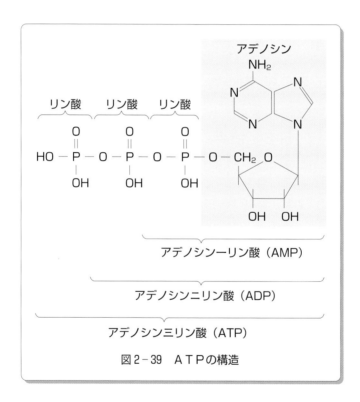

図2-39　ＡＴＰの構造

2）ATPの再生

　消費されたATPを補充する，すなわち，ADPにリン酸を結合してATPに戻すにはエネルギーが必要である。このATPの再生に必要なエネルギーは，クレアチンリン酸の非酸化的分解とグルコース，脂肪酸，アミノ酸の酸化的分解によって得られる（図2-40）。グルコース，脂肪酸からのエネルギー発生経路の概略は，図2-41のとおりである。アミノ酸の場合には，アミノ基が切り離されて尿素として排泄され，残りの非窒素部分がグルコース，脂肪酸の代謝系に入ってエネルギー源として利用される。

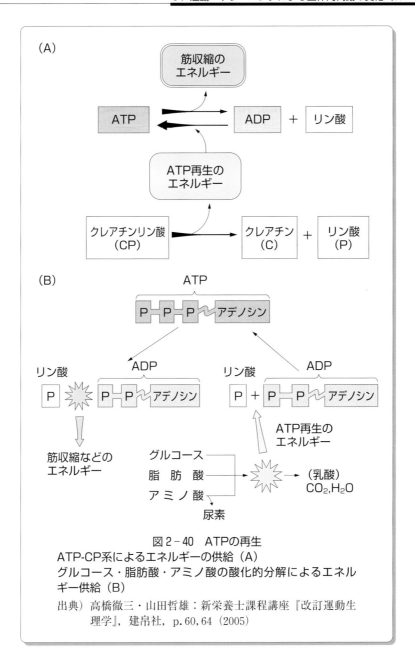

図２-40　ATPの再生
ATP-CP系によるエネルギーの供給（A）
グルコース・脂肪酸・アミノ酸の酸化的分解によるエネルギー供給（B）

出典）高橋徹三・山田哲雄：新栄養士課程講座『改訂運動生理学』，建帛社，p.60,64（2005）

（2）運動・トレーニングとエネルギー産生

1）運動時のエネルギー産生

　運動時にATPを供給してエネルギーを産生する機構は，無酸素性エネルギー産生機構と有酸素性エネルギー産生機構とに大別できる。無酸素性エネルギー産生機構は，さらに非乳酸性エネルギー産生機構（ATP-CP系）と乳酸性エネルギー産生機構（乳酸系）とに分けられる。これらエネルギー産生系の特徴を表２-10に示した。

　① **非乳酸性エネルギー産生機構（ATP-CP系）**　　筋肉にはATPが含まれている

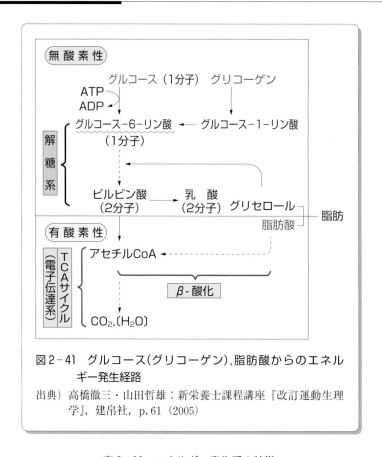

図2-41 グルコース(グリコーゲン),脂肪酸からのエネル
ギー発生経路
出典) 高橋徹三・山田哲雄：新栄養士課程講座『改訂運動生理
学』,建帛社,p.61（2005）

表2-10 エネルギー産生系の特徴

	無酸素性		有酸素性
	ATP-CP系	乳酸系	
酸素の必要性	不要	不要	必要
エネルギーの産生量	少ない	かなり多い	きわめて多い
持続性	短い	中間	長い
エネルギーの発生速度	きわめて速い	速い	遅い
反応の起こる場所	細胞質	細胞質	ミトコンドリア

が,その量はわずかである。筋肉中にはATP以外に,高エネルギーリン酸化合物であ
るクレアチンリン酸（creatine phosphate：CP）が含まれている。これは,筋収縮の直
接のエネルギー源としては使用できないが,ADPからATPを速やかに再生しエネル
ギーを補充するはたらきをする（図2-40）。ATPとCPを合わせてホスファーゲンとい
う。両者によるエネルギー発生系がATP-CP系であるが,この系によるエネルギーは
最大運動をした場合は10秒以内でなくなってしまう。
　ATP-CP系は,エネルギー産生量は少なく持続性は短いが,酸素がない状態できわ

めて速やかにエネルギーを発生することができるので，瞬発的な動きや激しい運動の初期のエネルギー供給に重要な役割を果たしている。

②　**乳酸性エネルギー産生機構（乳酸系）**　　これは，グルコースまたはグリコーゲンが酸素がない状態でピルビン酸を経由して乳酸にまで分解し，その過程でATPが生成される機構である（図2-41）。

乳酸系は，有酸素性エネルギー産生機構に比べて効率が悪いが，酸素なしでかなりの量のエネルギー供給が可能になるという点で重要である。この系では筋肉への無機リン酸の蓄積などの原因により，筋疲労が生じると考えられている。ATP-CP系と乳酸系とを合わせた無酸素性エネルギー供給時間の限界は，最大運動時の場合には1分以内である。

③　**有酸素性エネルギー産生機構（有酸素系）**　　有酸素系は，酸素を利用してエネルギーを産生する機構である（図2-41）。エネルギー源と酸素の供給が十分ならばいくらでもエネルギーを産生することができるが，エネルギー産生速度は遅い。この機構がはたらくのは，酸素の供給が間に合うような持続的な運動の場合である。

④　**運動強度，運動時間とエネルギー供給機構**　　軽い運動の場合，単位時間あたりに必要なエネルギー（ATP）が少ないために，有酸素系で長時間の運動が可能である。運動強度が無酸素性作業閾値（p.41）以上になると，ATP生成のための酸素の供給が間に合わなくなり，無酸素性のエネルギー産生機構が動員されることになる。

運動時間の観点からは，時間が長い運動になるにつれてATP-CP系→乳酸系→有酸素系へとエネルギー供給機構が変わる。これは，運動時間の経過とともにエネルギー供給機構が変わるということではない。短時間の運動でも，それが非常に弱いものであればATP-CP系，乳酸系のエネルギー供給機構は動員されない。

ATP-CP系，乳酸系，有酸素系の三つの系によるATP供給の割合と，運動時間およびパワーとの間の関係を図2-42に示した。図中の①の領域は運動時間が30秒以内のきわめて激しい運動，②の領域は30秒〜1分30秒ぐらいまでの激しい運動，③の領域は1分30秒〜3分ぐらいの運動に各々相当する。各種走運動における無酸素性エネルギーと有酸素性エネルギーの割合を図2-43

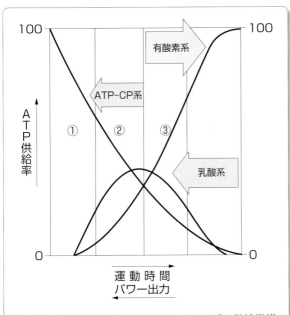

図2-42　運動時間，運動強度とエネルギー供給機構
出典）Fox：Sports Physiology, W.B. Saunders Co., p.27（1979）

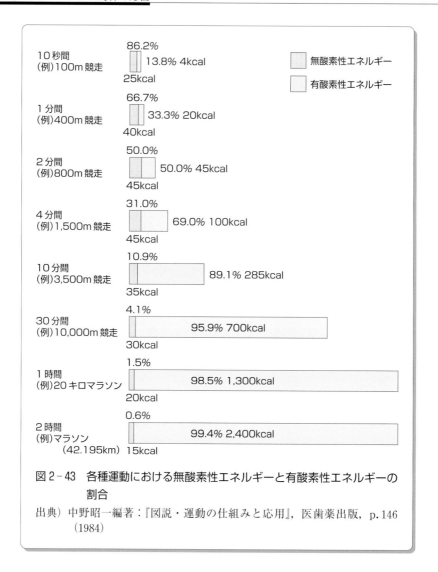

図2-43　各種運動における無酸素性エネルギーと有酸素性エネルギーの
　　　　割合

出典）中野昭一編著：『図説・運動の仕組みと応用』，医歯薬出版，p.146
　　　（1984）

に示した。

2）トレーニングとエネルギー産生

　トレーニングはエネルギー産生能力を増大させるが，トレーニングの種類(p.94)によって得られる効果は異なる。

　無酸素性トレーニングのうちハイパワートレーニングはATP-CP系の，ミドルパワートレーニングは乳酸系のエネルギー産生能力を各々高めるが，その背景には筋肥大，筋内ATPおよびCP含量・グリコーゲン含量・解糖系酵素活性の増大などがある。一方，有酸素性トレーニング（ローパワートレーニング）は，筋内毛細血管網・ミトコンドリア密度・ミオグロビン含量・酸化酵素活性の増大などによって，有酸素系のエネルギー産生能力を高める。なお，トレーニングの種類に関係なく，運動動作（技術）の向上によってエネルギー消費量が減少する。

（3）運動時のエネルギー消費量

1）推定エネルギー必要量

「日本人の食事摂取基準（2020年版）」では，1日あたりの推定エネルギー必要量が，次式のように基礎代謝に対する身体活動レベルの倍率で示されている（成人の場合）。なお，食事誘発性熱産生（diet induced thermogenesis：DIT，特異動的作用ともいう）は，活動時のエネルギー消費量に含まれるものとして加算されていない。

推定エネルギー必要量（kcal/日）

＝基礎代謝量（kcal/日）×身体活動レベル（表2-11）

表2-11　年齢階級別にみた身体活動レベルの群分け（男女共通）

年齢（歳）	Ⅰ (低 い)	Ⅱ (ふつう)	Ⅲ (高 い)
1～2	—	1.35	—
3～5	—	1.45	—
6～7	1.35	1.55	1.75
8～9	1.40	1.60	1.80
10～11	1.45	1.65	1.85
12～14	1.50	1.70	1.90
15～17	1.55	1.75	1.95
18～29	1.50	1.75	2.00
30～49	1.50	1.75	2.00
50～64	1.50	1.75	2.00
65～74	1.45	1.70	1.95
75以上	1.40	1.65	—

出典）日本人の食事摂取基準（2020年版）

2）基礎代謝

消化管の活動，身体活動（運動）のためのエネルギーは含まれず，呼吸，循環，排泄，体温維持などの生理機能を果たして生命を維持するためにのみ必要な最小のエネルギー量を基礎代謝量または単に基礎代謝という。したがって，基礎代謝の測定は次のような条件で行う。

① 早朝空腹時（食後十数時間経ち，消化管が休んでいるとき）。

② 快適な温度環境下（20～25℃）。

③ 心身ともに安静にして横になった状態。

④ 眠っていない状態。

基礎代謝は，季節，体温，栄養状態，生活活動状態，睡眠，妊娠などによって影響を受ける。

3）運動時のエネルギー消費量

① **実測によるエネルギー消費量**　エネルギー消費量の測定は，一般に呼気を採集する方法によって行われる。測定手順の概略は，以下のとおりである。

1．酸素摂取量*と呼吸交換比*を求める。

2．酸素摂取量に，呼吸交換比と同一数値の非たんぱく質呼吸商（表2-12）から求めた酸素1lあたりのエネルギー発生量をかける*。

＊酸素摂取量　標準状態（0℃，1気圧，乾燥状態）に換算して求める。

＊呼吸交換比　排泄CO_2量/摂取O_2量により求められる。呼吸商とよばれたこともあるが，現在，肺呼吸におけるこの数値は呼吸交換比とよばれる。呼吸商を用いる際には，正確にはたんぱく質由来のエネルギーを考慮しなければならないが，短時間の測定では実用上差はない。

【例】安静時酸素摂取量：0.25l/分，呼吸交換比：0.90

運動時酸素摂取量：1.00l/分，呼吸交換比：0.90,運動時間：30分間

運動時の総エネルギー消費量は，次式によって求められる。

4.924kcal/l×1.00l/分×30分＝148kcal

表2-12　混合酸化における炭水化物および脂肪の割合，$O_2 1 l$ あたりのエネルギー消費量

非たんぱく質呼吸商RQ	全エネルギー発生に関与する割合		1 l の酸素に対するエネルギー	非たんぱく質呼吸商RQ	全エネルギー発生に関与する割合		1 l の酸素に対するエネルギー
	炭水化物	脂肪			炭水化物	脂肪	
0.707	0	100	4.686	0.86	54.1	45.9	4.875
0.71	1.10	98.9	4.690	0.87	57.5	42.5	4.887
0.72	4.76	95.2	4.702	0.88	60.8	39.2	4.899
0.73	8.40	91.6	4.714	0.89	64.2	35.8	4.911
0.74	12.0	88.0	4.727	0.90	67.5	32.5	4.924
0.75	15.6	84.4	4.739	0.91	70.8	29.2	4.936
0.76	19.2	80.8	4.751	0.92	74.1	25.9	4.948
0.77	22.8	77.2	4.764	0.93	77.4	22.6	4.961
0.78	26.3	73.7	4.776	0.94	80.7	19.3	4.973
0.79	29.9	70.1	4.788	0.95	84.0	16.0	4.985
0.80	33.4	66.6	4.801	0.96	87.2	12.8	4.998
0.81	36.9	63.1	4.813	0.97	90.4	9.58	5.010
0.82	40.3	59.7	4.825	0.98	93.6	6.37	5.022
0.83	43.8	56.2	4.838	0.99	96.8	3.18	5.035
0.84	47.2	52.8	4.850	1.00	100.0	0	5.047
0.85	50.7	49.3	4.862				

出典）Zunts and Schrumberg（1901）

また，運動時の付加エネルギー消費量は，次式によって求められる。

$$\{(4.924\text{kcal}/l \times 1.00 l /\text{分}) - (4.924\text{kcal}/l \times 0.25 l /\text{分})\} \times 30\text{分} = 111\text{kcal}$$

②　メッツ値を用いて計算により求められるエネルギー消費量

$$\text{メッツ値} = \frac{\text{総代謝量}}{\text{安静時代謝量}}$$

健康づくりのための身体活動基準2013（pp.159～167資料1参照）では，運動強度としてはメッツが用いられ，身体活動量には，メッツ・時という用語が使用されている。身体活動量は，次のように計算される。

強度（メッツ）×時間＝身体活動量（メッツ・時）

　例1：3メッツ×60分（1時間）＝3メッツ・時

　例2：6メッツ×30分（1/2時間）＝3メッツ・時

メッツ値を用いるエネルギー消費量の計算は，以下の考え方による。

　前提①：安静時（＝1メッツ）の酸素摂取量を3.5ml/kg/分とする。

　前提②：酸素 1 l が体内で消費されると，約5kcalが発生する。

前提①・②を使うと，次の計算ができる。

1メッツ・時＝1メッツ×1時間（＝60分）

前提①より　　＝ 3.5ml/kg/分×60分
　　　　　　　＝ 0.21l/kg
前提②より　　＝ 1.05kcal/kg
　　　　　　　≒ 1 kcal/kg

　すなわち，1メッツ・時の身体活動量は，体重1kgあたり約1kcalのエネルギー消費量に相当することになる。よって，体重60kgの人が3メッツ・時の身体活動を行ったときの総エネルギー消費量は，約180kcalというふうに計算できる。

　身体活動は，生活活動と運動の総称である（p.159資料1参照）。運動時のエネルギー消費量については，安静時を上回る付加エネルギー量がしばしば取り上げられる。

　付加エネルギー量は，同じ3メッツ・時の運動量であっても，運動時間により異なる。

　　例1：3メッツ×60分（1時間）の場合の付加運動量
　　　　　（3－1）メッツ×60分（1時間）＝2メッツ・時→体重60kgで約120kcal
　　例2：6メッツ×30分（1/2時間）の場合の付加運動量
　　　　　（6－1）メッツ×30分（1/2時間）＝2.5メッツ・時→体重60kgで約150kcal

　したがって，同じ運動量（メッツ・時）でも，強度が高くて時間が短くなると付加運動量は大きくなるが，運動強度が高くなると危険度が大きくなることを忘れてはならない。

3.2　炭　水　化　物

（1）炭水化物の栄養上の特質

　炭水化物[*]は，糖質と食物繊維とに分類される。糖質は，単糖類（グルコース，フルクトース，ガラクトース）にまで消化されて吸収後には門脈経由で血液中に入るが，ほとんどがグルコースとして体内を移動し利用される[*]（図2-44）。糖質の体内量は体重の1%未満であり，その分布は表2-13に示したとおりである。

　　[*]炭水化物　　多くの炭水化物は一般式$C_n(H_2O)_m$で表されるが，一般式にあてはまらないものもある。
　　[*]フルクトースとガラクトースは肝臓でグルコースに変換される。

　血液中のグルコースを血糖という。血糖はエネルギー源として重要であり，特に脳・神経系は通常はグルコースを唯一のエネルギー源としているため，血糖値を維持することは重要である。血糖値は，通常，糖質摂取後には130〜140mg/dlまで上昇して食間期では70〜100mg/dlとなり，絶食状態では60〜70mg/dlまで低下する。

　血糖値の調節には，肝臓が重要な役割を果たしている。食後に血糖値が高くなれば，肝臓は血液中からグルコースを取り込んでグリコーゲンにして貯える。血糖値が低下すれば，肝グリコーゲンがグルコースに分解されて血液中に放出され血糖値が維持される。なお，筋肉にはグルコース-6-リン酸をグルコースに変換する酵素がないため，筋グリコーゲンは血糖の給源にはならない。また，肝臓では肝グリコーゲンの

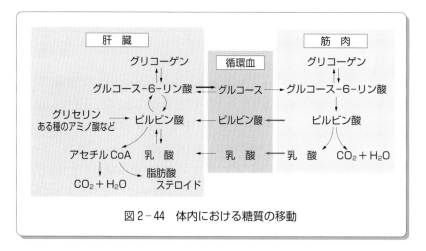

図2-44　体内における糖質の移動

表2-13　人体内炭水化物の量　体重70kg男子

肝グリコーゲン	肝臓重量（1,800g）中	6 %	108g
筋肉グリコーゲン	筋肉全重量（35kg）中	0.7%	245g
血液その他細胞外液のグルコース	全液量（10l）中	0.1%	10g
計			363g

出典）Harper：Review of Physiological Chemistry（1973）

分解以外にも，乳酸，糖原性アミノ酸，グリセロールなどからのグルコースの生成（糖新生）が行われ，これらもまた血糖の給源となる。血糖値の調節には，自律神経系と内分泌系も関与している。血糖値を上昇させるホルモンにはアドレナリン，グルカゴン，成長ホルモン，グルココルチコイドなど多くのものがあるが，血糖値を低下させるホルモンはインスリンだけである。

　糖質は，エネルギー源として有利な点が多いが，食物として摂取する場合には調理による水分量が増加しやすい。したがって，デンプン性食品の多い食事で運動により消費された多くのエネルギーを補おうとすると，食事の量が多くなり消化管に負担をかけるという欠点がある。また，糖質を多く摂取するとビタミンB$_1$の必要量が多くなることにも注意が必要である。

（2）運動・トレーニングと糖代謝
1）運動時の糖代謝

①　**血糖値と血糖調節ホルモンレベルの変動**　　運動時の血糖値については，"血液中から筋肉への糖の取り込み"と"肝臓から血液中への糖の放出"のバランスで考えるとわかりやすい。血糖値は，短時間の激運動時には上昇し，時にはグルコース負荷後でさえ達しないレベルに到達することもある。この現象は，高い運動強度に伴う肝臓からのグルコース動員に起因するものである。したがって，糖代謝改善を目的とする場合には，強度が高すぎる運動は負の効果をもたらすことになる。一方，運動時

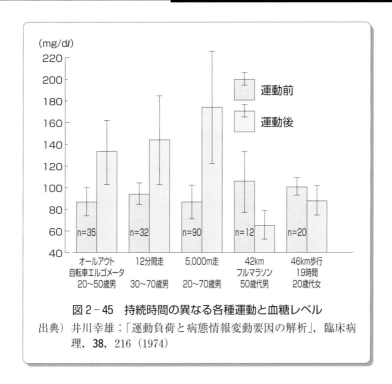

図２-45　持続時間の異なる各種運動と血糖レベル

出典）井川幸雄：「運動負荷と病態情報変動要因の解析」，臨床病理，**38**，216（1974）

間が長くなるにつれて血糖値は低下し，これは長い運動時間に伴う筋肉・肝臓中グリコーゲンの枯渇に起因する（図２-45）。

　②　**筋におけるグルコースの取り込み**　　中強度の運動中，インスリン分泌が低下するにもかかわらず血糖値が低下することは以前より知られていた。近年になって，骨格筋におけるグルコース取り込みの主役がグルコーストランスポーター（糖輸送担体）4（GLUT4）であること，GLUT4によるグルコースの輸送経路にはインスリンによる経路と筋収縮による経路があること，などが明らかになってきた。また，筋のインスリン感受性は，運動後十数時間にわたり亢進することが知られている。すなわち，運動は筋収縮とインスリンの互いに独立した経路を介しながら糖代謝の是正に貢献していることになる。グルコースの動員が過剰にならない強度で日常生活の中に運動を取り入れれば，インスリンを節約しながら1日の血糖値をコントロールすることが可能となる（図２-46）。

2）トレーニングと糖代謝

　ミドルパワートレーニングは乳酸系の，ローパワートレーニングは有酸素系のエネルギー産生能力を高めるため，それに対応して糖質を基質とするエネルギー産生能力も向上する。

　トレーニングは筋のインスリン感受性を高め（図２-47），有酸素性作業能力に優れた運動鍛練者では高いグルコース代謝能力がみられる（図２-48）。この現象は，糖代謝異常の是正に対しても同様にみられる。運動療法を安全かつ効果的に行うには，運動に対する適応の有無を的確に識別することが重要である。その点では，1型（イン

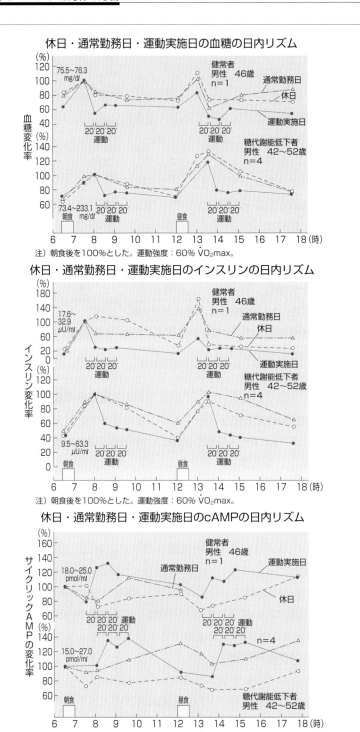

図2-46　血糖,血清インスリン,血漿サイクリックAMP値の日内変動に及ぼす運動の影響

出典）田崎洋佑ほか：「高血糖者の運動処方」，運動処方研究，61〜62，筑波大学運動処方特別プロジェクト（1982）

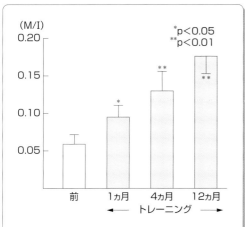

図 2 - 47　トレーニング前後におけるインスリン感受性の変動

注）　M/I：グルコース代謝量／インスリンクランプ中の平均血中インスリン濃度（インスリン感受性の指標）
Oshida *et al.*（1989）
出典）佐藤祐造：「糖尿病と運動」, 体力科学, **42**, 101（1993）

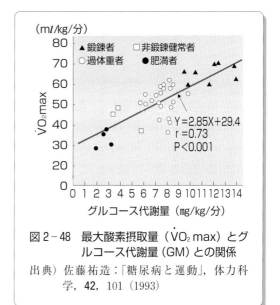

図 2 - 48　最大酸素摂取量（$\dot{V}O_2$ max）とグルコース代謝量（GM）との関係

出典）佐藤祐造：「糖尿病と運動」, 体力科学, **42**, 101（1993）

スリン依存型）糖尿病に対する運動療法の有効性は必ずしも意見の一致をみていない。すなわち, インスリン皮下注射部位の筋肉を使う運動量が多いと低血糖を誘発しやすく, また脂質代謝の亢進によりケトーシスが起こりやすい。これらの事実は代謝増悪時の運動は控えるべきとする根拠になる。これに対して, ２型（インスリン非依存型）糖尿病に対する運動療法の有効性は広く認められている。すなわち, 肥満・耐糖能低下・高インスリン血症者がトレーニングを行った場合には糖負荷後のインスリン反応は低下し, これは耐糖能を正常に保つために必要なインスリン分泌の節約効果を示すものである。トレーニングによるインスリン感受性の増大は, インスリン抵抗性症候群の改善に大きく貢献する。

3.3　脂　　質

（１）脂質の栄養上の特質

　脂質は, 水に不溶でベンゼン, エーテル, クロロホルムのような有機溶媒に溶ける特徴をもつ。そのため, 脂質の多くは親水性のリポたんぱく質中に含まれて血液中に存在する。リポたんぱく質は大きくは四つに分類され, キロミクロンには外因性トリグリセリド（トリアシルグリセロール）, 超低比重リポたんぱく質（very low density lipoprotein：VLDL）には内因性トリグリセリド, 低比重リポたんぱく質（low density lipoprotein：LDL）にはコレステロール, 高比重リポたんぱく質（high density lipoprotein：HDL）にはリン脂質が相対的に多く含まれている（表 2 - 14）。

　これらの脂質のうち, エネルギー発生との関連で重要なのはトリグリセリド（TG）であり, その体内量は［体重×体脂肪率］で求められる体脂肪量にほぼ等しい。TG

表2-14　ヒト血漿リポたんぱく質の組成

			キロミクロン[*1]	VLDL[*2]	LDL[*3]	HDL[*4]	VHDL[*5]
脂質成分(%)	たんぱく質		2	8	21	51	62
	リ ン 脂 質		7	18	22	25	28
	コレステロール	エステル型	5	12	37	13	3
		遊 離 型	2	7	8	4	0.3
トリアシルグリセロール			85	50	11	4	5
アポリポたんぱく質			A-I, A-IV, B-48, C-I, C-II, C-III	B-100, C-I, C-II, C-III, E	B-100	A-I, A-II	

注)　＊1　（$d<0.95$）　　＊2　超低比重リポたんぱく質（$0.95<d<1.019$）
　　　＊3　低比重リポたんぱく質（$1.019<d<1.063$）
　　　＊4　高比重リポたんぱく質（$1.063<d<1.21$）
　　　＊5　超高比重リポたんぱく質（$1.21<d<1.25$）
　　　VLDLのうち$1.006<d<1.019$g/ml画分はIDL（中間比重リポたんぱく質）に分画される。
　　　HDLはHDL$_2$（$1.063<d<1.125$）とHDL$_3$（$1.125<d<1.21$）とに分画される。
資料)　野口　忠：最新栄養化学，朝倉書店，p.77（2002）より作表

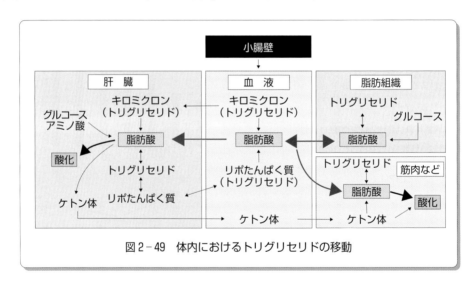

図2-49　体内におけるトリグリセリドの移動

は，吸収後にはキロミクロンとなってリンパ管経由で血液中に入り，体内を移動し利用される（図2-49）。TGは，血液中ではリポたんぱくリパーゼ（LPL）の作用により，また脂肪組織中ではホルモン感受性リパーゼの作用によりグリセロールと脂肪酸に分解される。遊離状態となった脂肪酸は，血液中でアルブミンと結合して体内を移動し，筋肉でエネルギー源として利用される。筋肉に取り込まれる遊離脂肪酸の量は，血中遊離脂肪酸（free fatty acid：FFA）レベルが高いほど多いことが知られている。

　TGは，1gあたりのエネルギー量が糖質・たんぱく質の2倍以上あり，食物として摂取する場合に水分を必要としない。したがって，TGの摂取は運動量が多い場合の

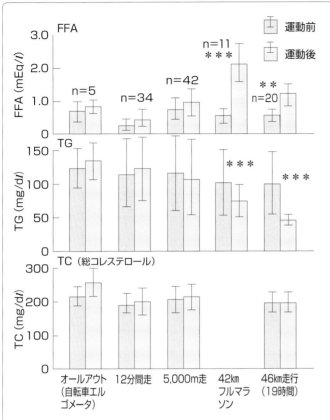

図2-50　持続時間の異なる各種運動と血中脂質レベル

出典）井川幸雄：「運動負荷と病態情報変動要因の解析」，臨床病理，**38**，219（1974）

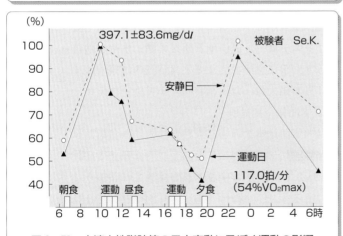

図2-51　血清中性脂肪値の日内変動に及ぼす運動の影響

資料）伊藤　朗ほか：「高脂血症の予防-改善のための運動処方」，運動処方研究，178，筑波大学運動処方特別プロジェクト（1982）より作成

エネルギー補給に有利で，またビタミンB_1の節約，必須脂肪酸や脂溶性ビタミンの補給，寒冷ストレスに対する抵抗性などの点でも有利となる。一方で，その過剰摂取は，血中脂質レベルの上昇や体内の糖質貯蔵量低下などの点で好ましくない結果をもたらす。

（2）運動・トレーニングと脂質代謝

1）運動時の脂質代謝

　TGの燃焼は，短時間激運動時では抑制され，長時間運動時では亢進する（図2-50）。すなわち，血中TG値は長時間運動時に低下し，遊離脂肪酸値の上昇はTGの燃焼亢進の裏づけとなる。この血中TG値の低下については，リポたんぱくリパーゼの活性亢進によるキロミクロンやVLDLの異化亢進がその原因として考えられている。一方，コレステロール代謝は，短時間激運動時，長時間運動時ともに大きな変動を示さない。また，高脂肪食摂取後に血中TG値が高くなった時点から運動を始めるとその低下が速くなる。したがって，日常生活の中に中等度の強度の運動を取り入れれば，血糖値の場合と同様に1日の血中TG値をコントロールすることが可能となる（図2-51）。

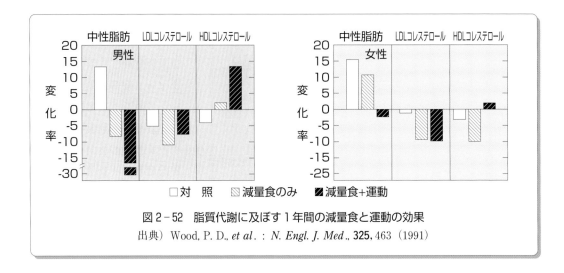

図2-52　脂質代謝に及ぼす1年間の減量食と運動の効果
出典）Wood, P. D., *et al*. : *N. Engl. J. Med.*, **325**, 463（1991）

2）トレーニングと脂質代謝

　有酸素性トレーニングは，「3.1　エネルギー」（p.64〜）で述べた機序によって体脂肪の燃焼を亢進させ，運動時のみならず安静時においてもTGの燃焼比率を高める。また，最大酸素摂取量の増加によって，絶対強度が同一の場合にはトレーニング前に比べトレーニング後では相対強度が低くなり，TGの酸化がより大きくなる。

　持久的運動を中心とするトレーニングにより，血中TG値は低下してHDL-コレステロール値が上昇する。そして食事療法を併用した運動療法では，その効果がさらに大きくなる。血中TG値の低下は，一過性の変動の場合と同様にリポたんぱくリパーゼ活性の上昇によるものと考えられている。一方，血中HDL-コレステロール値の上昇については，LPL活性の増大に伴いキロミクロンやVLDLが代謝されてHDLの生成が増大すること，レシチン・コレステロールアシルトランスフェラーゼ（lecitin-cholesterol acyltransferase：LCAT）活性が上昇することなどがその原因として考えられている（図2-52）。

3.4　たんぱく質

（1）たんぱく質の栄養上の特質

　たんぱく質は，約20種類のアミノ酸から構成されて窒素を平均16%含む特徴をもち，体重の15%程度を占める。たんぱく質は，アミノ酸にまで消化されて吸収後には門脈経由で血液中に入り，体内を移動する。吸収されたアミノ酸は，もともと体内にあった他のアミノ酸と混合して区別がつかなくなり，体たんぱく質や他のアミノ酸，他の窒素化合物との間で相互変換を行っている（図2-53）。必須アミノ酸は，イソロイシン，ロイシン，リジン，メチオニン，フェニルアラニン，スレオニン，トリプトファン，バリンおよびヒスチジンの9種類である。

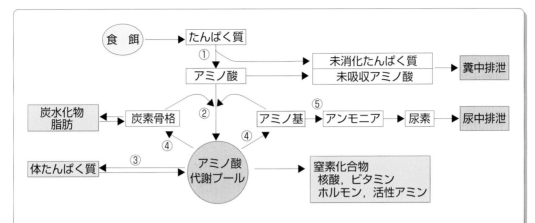

① 食餌中のたんぱく質は消化されてアミノ酸となる。
② アミノ酸はアミノ酸代謝プール（概念的なもの）に蓄積される。
③ 代謝プールのアミノ酸と体たんぱく質との間でたんぱく質の合成と分解が行われる。
　 食餌から得られたアミノ酸と体たんぱく質の分解により得られたアミノ酸は区別されずに利用される。
④ 代謝プールのアミノ酸からアミノ基が除去され，炭素骨格は炭水化物，脂肪に変換されてエネルギー源となる。
⑤ 代謝プールのアミノ酸から，脱アミノ反応によりアミノ基がアンモニア（有害物質）として除去され，尿素（無害）として排泄される。

図2-53　体内でのたんぱく質の消化・吸収

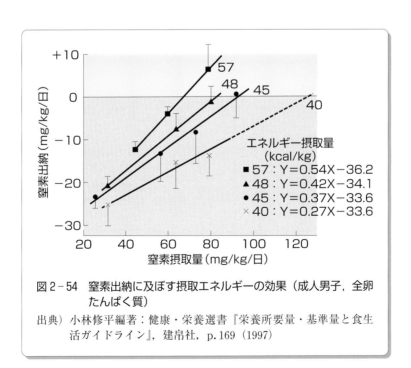

図2-54　窒素出納に及ぼす摂取エネルギーの効果（成人男子，全卵たんぱく質）

出典）小林修平編著：健康・栄養選書『栄養所要量・基準量と食生活ガイドライン』，建帛社，p.169（1997）

通常の食生活では，1日の総エネルギー摂取量のうちのたんぱく質に由来する比率は10〜15％程度であり，エネルギー源としては糖質と脂肪（トリグリセリド）のほうが重要である。すなわち，たんぱく質は糖質や脂質とは異なってエネルギー産生に貢献する程度は小さく，体たんぱく質や酵素の合成に関与することが主たる役割である。したがって，エネルギー供給条件が悪いとたんぱく質の利用効率が低下するし，同じたんぱく質摂取量でもエネルギー摂取量が大きいと最小必要量が小さくなる（図2-54）。なお，分岐鎖アミノ酸（ロイシン，イソロイシン，バリン）は，筋肉におけるエネルギー代謝に関与していることから運動時にその役割が大きくなる。

（2）運動・トレーニングとたんぱく質代謝

1）運動時のたんぱく質代謝（図2-55, 2-56）

体たんぱく質は，常に合成と分解とを繰り返しながら通常は平衡状態にあるが，運動・トレーニングはこの動的平衡状態に影響を与える。運動条件が厳しい場合，さらには過酷な環境条件が重なった場合には，体たんぱく質の異化が亢進する。

体たんぱく質の異化が亢進すると，たんぱく質→アミノ酸→アンモニアの分解過程を経て血中尿素（窒素）濃度や尿中・汗中尿素（窒素）排泄量が増大するが，高強度の高い運動時や長時間運動時にこれらの現象が起こる。分岐鎖アミノ酸の酸化もまた，亢進する。一方，筋たんぱく質分解の指標である尿中3-メチルヒスチジン排泄

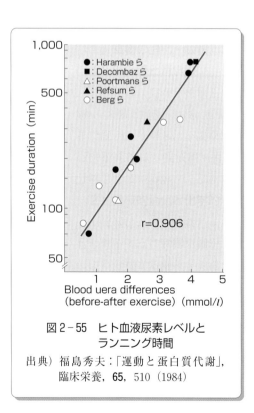

図2-55　ヒト血液尿素レベルと
　　　　　ランニング時間
出典）福島秀夫：「運動と蛋白質代謝」，
　　　臨床栄養，**65**，510（1984）

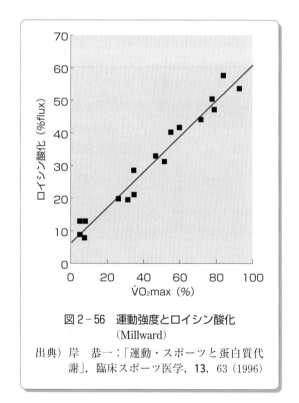

図2-56　運動強度とロイシン酸化
　　　　　　　　　（Millward）
出典）岸　恭一：「運動・スポーツと蛋白質代
　　　謝」，臨床スポーツ医学，**13**，63（1996）

量は，激しい運動では増加するという報告もあるが，尿素の増大に比べると明らかではない。

2）トレーニングとたんぱく質代謝

① **たんぱく質必要量**　　運動時には，運動中に体たんぱく質の分解が亢進し，運動後の回復期には合成が亢進する。したがって，体たんぱく質の代謝回転そのものは大きくなるが，身体を中心とするたんぱく質の出入りは1日レベルでは非運動日とかわらない場合が多い。しかし，以下に示すような場合にはたんぱく質必要量が増大する可能性がある。

トレーニングとたんぱく質必要量に関する要因には，1．筋肥大，2．たんぱく質代謝の亢進，3．経皮窒素損失量の増大，4．エネルギー供給条件などがあげられる。

1．トレーニングにより筋量が増大する場合には，筋たんぱく質の合成が必要である。したがって，発育期の人はもちろん，成人であっても，未熟練者を筋肥大によって望ましい体力レベルにまで向上させるような場合には，その間のたんぱく質必要量は高まる。

2．運動非鍛練者の場合，高強度や長時間など運動条件が厳しい場合，さらには環境条件が過酷な場合などでは，運動が生体にとって大きなストレッサーとなる。ストレスは，体たんぱく質の分解を促進することが知られている（図2-57）。

3．運動は激しい発汗を引き起こし，その結果，皮膚からの窒素化合物の損失量が

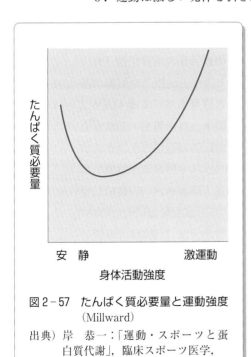

図2-57　たんぱく質必要量と運動強度
（Millward）
出典）岸　恭一：「運動・スポーツと蛋白質代謝」，臨床スポーツ医学，**13**，65（1996）

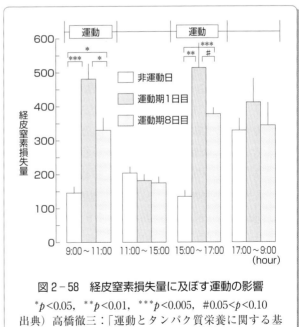

図2-58　経皮窒素損失量に及ぼす運動の影響
*$p<0.05$，**$p<0.01$，***$p<0.005$，#$0.05<p<0.10$
出典）高橋徹三：「運動とタンパク質栄養に関する基礎的研究」，日本栄養・食糧学会誌，**42**，115（1989）

増大する。窒素化合物は，体たんぱく質に由来するものである。経皮窒素損失量は，多い場合には1日あたり2〜3gという無視できないレベルに達するが，尿中窒素排泄量の代償的な減少や経日的な経皮損失量の減少（図2-58）による適応がみられるようになる。

4．エネルギー消費量が増加した場合，これをまかなうのに十分な量の糖質や脂肪が供給されないと，たんぱく質がエネルギー源として多く使われ，体たんぱく質合成に用いられる割合が減少してたんぱく質の利用効率が低下する。また，経皮窒素損失に対する代償作用も消失する。このエネルギー供給条件は，上記1．〜3．の要因の影響を増幅させることになる。

　以上のように，条件によっては，例えば，筋肥大がみられる場合，特に激しい運動の場合，エネルギー供給不足の場合にはトレーニングによるたんぱく質必要量の増大が考えられるが，このような場合を除き，一般的にはエネルギーが十分に供給されていれば，たんぱく質必要量が特に高まることはないと考えられる。トレーニング時のたんぱく質摂取量については，摂取増加エネルギーの約10〜15％に相当する分をたんぱく質で供給すればよい。

　②　**運動性貧血**　　運動性貧血は，運動とたんぱく質栄養に関連して特に日本で取り上げられてきた問題である。1950年代に吉村らは，運動未熟練者に運動トレーニングを負荷した際，動物性たんぱく比20〜30％（当時の日常食のレベル），たんぱく質摂取量1.0〜1.5g/kg/日の食事では初期に血中ヘモグロビンと血漿アルブミンのレベルが低下することを観察し，これを運動性貧血（スポーツ貧血：sports anemia）と名づけた。

　これに対して米国での研究結果は運動性貧血を否定するものであったが，吉村は実験結果の違いはたんぱく質の質に起因するものであると述べている。実際に運動性貧血は，動物性たんぱく質比が20〜30％の場合にはたんぱく質摂取量が1.8g/kg/日以上であれば起こらず，たんぱく質摂取量が1.2g/kg/日の場合には動物性たんぱく質比が47％以上であれば起こらないことが報告されている。

　なお，運動トレーニングに伴いその初期に血漿量が増大し，これが全身持久力向上の一要因であると考えられている。したがって，その際のヘモグロビン濃度は，血漿量の増大によりみかけ上相対的に低値を示すこともまた考慮に入れる必要がある。

3.5　ビタミン

（1）ビタミンの栄養上の特質

　ビタミンは，身体の発育や活動を正常化する機能をもち，非常に微量でその作用を発揮する栄養素である。ビタミンは，人の体内で合成できないか，合成できても十分量合成することができない。そのために人は，動物や植物が合成し蓄積したビタミンを食物から摂取する必要がある。ビタミンの作用は，酵素やホルモンに似ているが，体内でほとんど合成することができないことから，これらと区別している。ビタミン

は，その性質の違いから脂溶性ビタミンと水溶性ビタミンに分類される。

1）脂溶性ビタミンの種類とはたらき

　脂溶性ビタミンには，ビタミンA，D，E，Kがある。脂溶性ビタミンは水に溶けず，油脂に可溶で，油脂に溶けたかたちで肝臓など体内に蓄えることが可能であり，そのために過剰摂取による弊害に注意が必要である。脂溶性ビタミンは，食品（料理）中の脂肪とともに摂取され，脂肪といっしょに吸収され体内に取り込まれる。

　ビタミンAは，皮膚，特に粘膜の組織と眼の機能とを正常に保つはたらきがあり，光の刺激を脳に伝えるために必要なロドプシンという物質の再合成に必要である。ビタミンAが体内で不足すると夜盲症となる。

　ビタミンDは，小腸からのカルシウムの吸収を促進し，さらに骨や歯へのカルシウムの沈着を促進する。ビタミンDが不足するとくる病や骨軟化症になる。

　ビタミンEは，体内の脂質酸化防止，老化防止などの抗酸化作用がある。

　ビタミンKの主な作用は，血液凝固に関与するプロトロンビンの生成調節である。また，この他解毒作用や利尿作用，骨基質合成の促進作用がある。

2）水溶性ビタミンの種類とはたらき

　水溶性ビタミンには，ビタミンB群のビタミンB_1，B_2，B_6，B_{12}，ナイアシン，パントテン酸，葉酸，ビオチン，およびビタミンCなどがある。水溶性ビタミンは水に可溶で，多く摂取した分は尿中に排泄され，体内に蓄えることができないので，毎日摂取する必要がある。水溶性ビタミンは，主に小腸上部で吸収される。また，大腸においても，腸内細菌が合成するビタミンB群の一部が吸収される。

　ビタミンB群はエネルギー代謝における酵素作用に欠かせない補酵素として重要で，それぞれのビタミンが，糖質，脂質，たんぱく質（アミノ酸）からのエネルギー産生に寄与している。

　ビタミンCは，たんぱく質であるコラーゲン合成に関与するほか，アミノ酸代謝，小腸での鉄の吸収の促進，副腎皮質ホルモンの合成促進，抗酸化作用などのはたらきがある。

3）プロビタミン

　ビタミンではないが体内で特定のビタミンに転換される物質があり，これをプロビタミンという。ビタミンAに変換されるカロテンやビタミンDに変換される7-デヒドロコレステロールなどがある。

　カロテンは，必要に応じて変換されてビタミンAとしての作用を発揮するほか，カロテン自身に発がん抑制作用や抗酸化作用などがあることが知られている。

（2）脱水による水溶性ビタミンの損失

　多量の発汗による脱水時に，水溶性であるビタミンB群およびビタミンCの損失が危惧される。確かに水溶性ビタミンは汗中に含まれ，多量の汗とともに多量に排泄されるように思われる。しかし，実際には，多量の発汗により多量の水溶性ビタミンの

損失が起こることが報告された例はなく，むしろ汗中へのビタミンの損失は一般的にごくわずかであることが報告されている。このように，スポーツ活動によりビタミンの汗中排泄量が増加するという，はっきりした科学的証拠はほとんどない。加えて，スポーツ活動によりビタミンの利用や破壊が増加したという，科学的証拠もほとんどない。

　ただし，競技者を含む多くの人が好ましくない食習慣のために，ビタミン不足状態にある場合が多くみられる。スポーツを行う場合，多量の発汗によるビタミンの損失を言い訳にせず，食生活において十分なビタミン摂取を心がけるべきである。

（3）運動・トレーニングとビタミンB群

　ビタミンB群は，エネルギー代謝の補酵素などとして必須である（図2-59）。したがって，運動量増加に伴うエネルギー消費量およびエネルギー摂取量の増加に合わせて，ビタミンB群の摂取量を増加させる必要がある。

　例えば，ビタミンB_1は糖質からのエネルギー産生過程に必須であり，「日本人の食事摂取基準（2020年版）」では推定平均必要量が0.45mg/1,000kcal，推奨量は0.54mg/1,000kcalである。

　ビタミンB_2は，ミトコンドリアにおけるエネルギー代謝に深く関与しており，同様に推定平均必要量が0.50mg/1,000kcalとされ，推奨量は0.60mg/1,000kcalである。

　運動・トレーニングを行っている場合にはエネルギー消費量が亢進するため，ビタミンB_1とB_2は少なくとも推奨量以上の摂取量を確保することが望ましい。

　さらに，エネルギー代謝関連以外では，ビタミンB_6がたんぱく質合成に関与しているので，筋強化時には不足しないように注意する。ビタミンB_6は，推定平均必要量が0.019mg/gたんぱく質，推奨量は0.023mg/gたんぱく質である。たんぱく質摂取量が運動・トレーニング時に増加する傾向にあることからも，十分に摂取する必要がある。また，ビタミンB_{12}もたんぱく質代謝に重要で，積極的な摂取が奨められる。

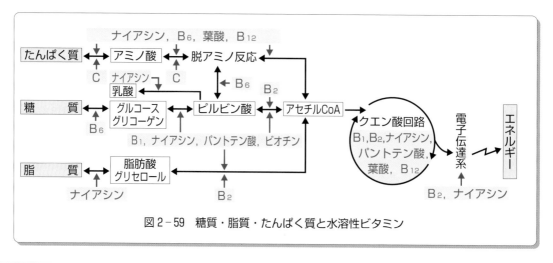

図2-59　糖質・脂質・たんぱく質と水溶性ビタミン

　ただし，これら水溶性ビタミンの摂取増加（多量摂取）によるパフォーマンスの向上については一定の見解は得られていない。確かに能力が向上する場合も考えられるが，それまでの不足状態が改善されたことによる効果の可能性もあるほか，心理的な効果による可能性も考えられる。

（4）運動・トレーニングと抗酸化ビタミン

　活性酸素が蓄積すると，たんぱく質，脂質，DNA（デオキシリボ核酸）などの種々の細胞成分が酸化され，細胞傷害が引き起こされる。このことが，がん，動脈硬化症，糖尿病，免疫系の機能低下などに関連することが知られている。活性酸素は，通常の生活においても体内でつくられるが，特に運動中には酸素消費が増加することから体内で多くつくられると考えられる。運動・トレーニングにより特に増加する活性酸素を除去することを目的に，抗酸化ビタミンのビタミンA，E，Cを多く摂取することが奨められている。

　また，運動中のストレスによりビタミンCの体内消費が増大すると考えられている。前述のとおり，運動中に増加する活性酸素の除去効果が期待されることからも，積極的な補給が奨められる。ビタミンEは，ビタミンCとの共存で，抗酸化力を増強することが知られている。また，ビタミンAの抗酸化力も高いが，プロビタミンAであるカロテンがより高い抗酸化力を示すことが知られている。

　さらに，近年抗酸化ビタミン以外の食品中の抗酸化物質（カロテノイド，ポリフェノールなど）にも注目が集まっており，期待されている。

　一方，抗酸化ビタミンをはじめとする抗酸化物質の摂取とパフォーマンス向上との関係は，現在のところ十分にわかっていない。なお，生体内には活性酸素の生成を抑える諸酵素があり，習慣的に運動・トレーニングを行っている人は，行っていない人と比べて抗酸化能力が向上しているという報告もある。

（5）運動・トレーニングとビタミンD，K

　ビタミンDは，前述のようにカルシウム代謝および骨代謝と深くかかわっている。食事から摂取するビタミンD，および皮下で7-デヒドロコレステロールから紫外線の作用で生成されるビタミンDは，肝臓および腎臓において水酸化され，活性型ビタミンD（$1,25(OH)_2D_3$）となり，はじめて生理作用を発揮する。活性型ビタミンDは，副甲状腺ホルモン（PTH），カルシトニンと並ぶカルシウム代謝調節ホルモンの一つである。すなわちビタミンDは，カルシウム代謝に必須のビタミンである。カルシウム代謝が正常に維持されることは，骨代謝にとってきわめて重要である。運動・トレーニングによる骨への刺激は，通常，骨量の維持あるいは増加に対しプラスに作用する。競技者にとって，支持組織である骨が強靭であることは重要で，カルシウム代謝に必須であるビタミンDの十分な摂取が望まれる。

　ビタミンKは，前述のように骨基質合成を促進する作用をもつことが知られてい

る。競技者に重要な支持組織としての強靱な骨の維持にとって，ビタミンKの十分な摂取は重要である。

　なお，ビタミンDあるいはKの多量摂取とパフォーマンス向上との関係は知られていない。

3.6　無機質（ミネラル）

（1）無機質の栄養上の特質

　無機質（ミネラル）は，人体を構成している主要元素の酸素（O），炭素（C），水素（H），窒素（N）以外のすべてをさし，生体の機能調節および生体構成元素として必須の栄養素である。身体にはほとんどすべての元素が存在し，量的には身体の約4％を占めるにすぎないが，その役割は重要である。それぞれの無機質は，体内にごく微量ずつしか存在しない（表2-15）が，さまざまな生理作用を営んでいる。主な無機質の種類とその生理作用，体内分布などを表2-16に示した。人が必要量の無機質を確保するためには，植物や動物に蓄えられたさまざまな無機質を食物として摂取して，体内に取り込まなければならない。食品ごとに含まれている無機質の種類と量は異なるので，広範囲な食物を摂取し，種々の無機質を補給しなければならない。

　一般的に，無機質は胃酸によってイオン化され可溶化し，主に腸管から吸収される。無機質の吸収形態は，種類によって異なり，腸管膜に存在するある種のたんぱく質と結合することで腸管膜の下の血管に運ばれるなどして吸収される。吸収された無機質は，門脈→肝臓を経て血液によって全身に運ばれ，それぞれの機能を発揮する。無機質の特性として，同じ栄養素であっても，食品の種類や同時に摂取する食品の種類，および摂取した人の栄養状態などの身体状況によって，その吸収率が大きく変動することがあげられる。また，ほかの栄養素に比べ無機質の吸収率は低く，摂取量の数％〜数十％しか吸収されないものもある。

表2-15　人体に見いだされる元素

元　素　名	含　有　量（%）	
酸　　　素	65	水および炭水化物，脂質，たんぱく質などの有機化合物を形成し，これらが体構成元素の約96%を占める
炭　　　素	18	
水　　　素	10	
窒　　　素	3	
カルシウム	1.9	
リ　　　ン	1.1	
カリウム	0.25	
硫　　　黄	0.19	
塩　　　素	0.14	
ナトリウム	0.11	
マグネシウム	0.04	
鉄	0.0075	
亜　　　鉛	0.0033	
銅	0.00013	
マンガン	0.00003	
ヨ　ウ　素	0.00003	
セ　レ　ン	0.00002	
モリブデン	0.00002	
ク　ロ　ム	0.00001	
コバルト	0.00001	
フ　ッ　素	痕跡	
ケ　イ　素		

（鉄〜コバルト：微量栄養素／カルシウム〜ケイ素：無機質（灰分））

表2-16　無機質の主な種類とその生理作用等

種　類	体内分布	生理作用	欠乏症ほか	多く含む食品
カルシウム (Ca)	・99%以上が骨と歯に存在	・骨および歯の形成 ・血液凝固に関与 ・筋肉や神経の興奮性を抑制	・骨，歯の形成障害 ・骨粗鬆症 ・過剰摂取で，他の無機質の吸収阻害	・牛乳・乳製品，骨ごと食べられる小魚，大豆製品，緑黄色野菜
リ　ン (P)	・約80%が骨と歯に存在 ・残りは筋肉，脳，神経などあらゆる組織に存在	・骨および歯の形成 ・リン酸化合物を形成しエネルギーを貯える ・酸・アルカリ平衡の維持	・骨，歯の発育障害 ・過剰摂取でカルシウム吸収障害	・魚類，肉類，卵類，加工食品全般
鉄 (Fe)	・約70%が赤血球中のヘモグロビンに存在 ・残りは筋肉，肝臓に存在	・ヘモグロビン鉄として酸素を運搬 ・ミオグロビン鉄として血中の酸素を細胞内に取り込む	・鉄欠乏性貧血	・レバー，貝類，卵黄，肉類，緑黄色野菜，大豆製品
ナトリウム (Na)	・主に細胞外液に存在	・浸透圧が一定になるように調節 ・神経や筋肉細胞の活動に関与	・不足は起こりにくい ・過剰摂取で高血圧発症の危険性大	・食塩，みそ・しょうゆなどの調味料，漬物
カリウム (K)	・主に細胞内液に存在	・浸透圧の維持 ・心臓機能，筋肉機能の調節	・筋力低下	・果実類，野菜類，海藻
塩　素 (Cl)	・主に細胞外液に存在	・浸透圧の維持 ・胃酸生成 ・酸塩基平衡の維持	・胃酸欠乏症 ・消化不良	・食塩，あらゆる食材
硫　黄 (S)	・アミノ酸に含まれる	・解毒 ・軟骨組織，腱，髪，爪の成分	・体内の酸化反応不全	・動物性たんぱく質
マグネシウム (Mg)	・約70%が骨に存在 ・残りは筋肉，脳，神経，体液中に存在	・骨の形成 ・刺激による筋肉の興奮性を高める ・酵素の活性化	・心臓，腎臓へのカルシウム沈着 ・神経が興奮しやすい	・魚介類，果実類，種実類
亜　鉛 (Zn)	・赤血球中に酵素として存在 ・皮膚，肝臓，腎臓に多い	・細胞分裂に関与 ・核酸・たんぱく質合成に関与	・味覚機能低下 ・成育障害 ・皮膚炎	・肉類，豆類，玄米

銅 (Cu)	・肝臓，腎臓，脳な どに存在	・鉄代謝に関与する酵素 の成分 ・鉄の吸収，ヘモグロビ ン合成	・貧血	・レバー，豆類， かき（生）
ヨ ウ 素 (I)	・甲状腺ホルモンの 成分に含まれる	・発育促進 ・基礎代謝を促す ・甲状腺ホルモンの成分	・甲状腺腫 ・疲れやすい	・海藻，魚介類
マンガン (Mn)	・肝臓に多く存在	・骨，関節の酵素作用の 活性化 ・骨の生成促進	・骨の発育低下 ・発育不良 ・神経系の障害	・肉類，大豆製 品，酵母
コバルト (Co)	・肝臓，膵臓，脾臓 に多く存在	・骨髄造血機能に必須 ・ビタミンB_{12}の成分	・悪性貧血 ・過剰摂取で甲状腺 腫	・レバー

（2）脱水による無機質の損失

　成人の汗中に含まれる主な電解質（無機質）濃度は，Cl^-：$1,041\pm481mg/l$，Na^+：$752\pm339mg/l$，K^+：$173\pm52mg/l$，Ca^{2+}：$40\pm27mg/l$，Mg^{2+}：$19\pm15mg/l$であるという，13例の研究をまとめたデータが報告されている[1]。

　発汗は，運動時の体温調節のために起こる現象であるが，電解質としての機能を有する無機質（主なものは，ナトリウム，カリウム，および塩素）は，主に体水分中ではイオンのかたちで存在し，発汗時に水分とともに体外に出される。電解質は，血液の浸透圧の維持や神経や筋肉の機能に不可欠である。通常，電解質の血中濃度は厳密に調節されている。しかし，運動・トレーニング時などのように，急に多量の発汗が起こると，血中電解質濃度の異常な低下が引き起こされる。ナトリウムの摂取が問題となるのは，汗への食塩の排泄量が時に$3\sim10g/l$にもなるからである。激しいスポーツを行う場合，発汗量が$2\sim5l$/日に達することもあるので，想像以上のナトリウムが発汗により損失する。したがって，発汗時には，それによって失われた量のナトリウムを補給する必要がある。塩素も，ナトリウムとともに発汗により汗中に相当量損失するので，多量の発汗によって塩素不足が生じることもある。塩素の不足は，食欲不振の原因となるので注意が必要である。

　ナトリウム，カリウム，塩素以外にも，発汗によりカルシウムやマグネシウムが損耗することも知られている。発汗によるカルシウムの損失については，骨代謝の関連から比較的よく検討されている。一般に汗中へのカルシウムの損失量はわずかであるが，運動時には汗中に約$70mg/l$もの割合で失われることもあり，発汗量の多い時などには1日で$300mg$にも達することがあるという報告もある。その一方で，発汗量の増加に伴いカルシウム損失量がどんどん増加するわけではなく，徐々に汗中カルシウム濃度は薄くなり，発汗時の損失はせいぜい$30mg$程度であるという報告もある。なお，汗により失われる電解質量には，個人差が大きいことも知られている。

（3）運動・トレーニングとカルシウム・リン・マグネシウムおよび骨代謝

1）カルシウム

　筋収縮および筋運動の神経伝達に，カルシウムは必須である。血液中のカルシウム濃度は恒常性が維持されていることから，この役割においてカルシウムが不足することは，通常起こらない。血中カルシウム濃度の低下が起こると，その恒常性維持のために骨からのカルシウム溶出（骨吸収）が増大し，血中カルシウム濃度を正常範囲内にまで高めるしくみがあるためである。したがって，カルシウム不足が問題となるのは，カルシウムの貯蔵庫の役割をも果たしている骨の脆弱化で，カルシウム不足により骨折の危険性が高まることとなる。

　カルシウム不足を引き起こす主な要因は，食事からのカルシウム摂取不足である。汗中にもカルシウムが含まれるため多量の発汗によるカルシウムの損耗を無視することはできないが，食事からのカルシウム摂取が十分であれば汗への損失は問題ではない。しかしながら，カルシウムは，日本人の食生活において最も不足しやすい栄養素であることから，日常的に積極的な摂取を心がけることが特に重要である。なお，カルシウムの吸収にはいっしょに摂取するほかの食品成分や摂取する際の栄養状態などさまざまな要因が影響するので，細かな配慮が必要である。

　筋肉への刺激の強い，あるいは荷重のかかる運動・トレーニングは，骨代謝に有効で骨塩量・骨密度の増加をもたらすことが知られている。また，適度な運動は，腸管からのカルシウム吸収を促進する作用もある。一方，体内では，骨へのカルシウム蓄積以外の役割が優先されるため，カルシウム摂取が不足している場合は，運動をしてもその効果は現れず骨が強化されることはない。

　運動・トレーニングによる強い刺激に十分耐えうる健康な骨を維持するためにも，十分量のカルシウム摂取は必須である。また，骨の健康を考えた場合，女性スポーツ選手では，過度のスポーツによるストレスや体重減少（低体重）により月経不順や無月経が起こり，骨の脆弱化が進行することがあるので注意が必要である。これは，骨量維持に重要な役割を果たしている女性ホルモンのエストロゲンが，月経不順や無月経により減少するためである。

2）リ　　ン

　リンは，ほとんどすべての食品に含まれているため通常不足することはない。一方，リンの役割は重要で，不足すると生命維持にも大きな危険が及ぶ。

　骨成分としてのリンは，カルシウムと結合し骨塩として骨基質に沈着し，骨強度に関与している。骨代謝を考えた場合には，リンの不足は通常考えられないことから，カルシウムとの摂取バランスが重要となる。リンの摂取が多くなりすぎると，カルシウムの腸管からの吸収を妨げるなどの問題が起こることが知られている。

　また，リンはエネルギー貯蔵体であるATPの構成成分であるほか，筋運動のエネルギー源として重要なクレアチンリン酸の構成成分でもある。そのため，運動量の増加によりリンの代謝は亢進される。

なお，リンもわずかながら汗中に含まれるが，発汗による損失は無視できるレベルである。

3）マグネシウム

エネルギー代謝過程の多くの反応において，マグネシウムは補因子として重要であるが，エネルギー消費量の増大に伴って必要量が増加するかは不明である。また，カルシウム，リンに次いでマグネシウムは骨中に多く含まれる無機質で，骨の健康に重要で，骨代謝に有効な運動・トレーニング時のマグネシウム代謝は亢進する。

発汗による損失は，多量ではないが，長期間発汗が続く場合には，発汗による損失も配慮されるべきである。

（4）運動・トレーニングと微量元素
1）鉄

鉄は，酸素運搬に必須である。酸素運搬能力はパフォーマンスと深く関係している。一方，鉄は無機質の中でカルシウムに次いで不足しやすい栄養素である。特に女性では，鉄不足への注意が必要である。また，激しい運動では，運動性貧血を引き起こすこともしばしばみられる。貧血になってしまうとパフォーマンスは低下し，疲労の回復も遅れる。パフォーマンスを低下させないために，貧血を予防することはきわめて重要である。このような場合には，特に鉄を多めに摂取する必要がある。また，鉄の摂取とともに，たんぱく質の適量摂取と鉄吸収を促進するビタミンC摂取も心がけることが必要である。

2）その他の微量元素

運動・スポーツとの関係で最近話題にのぼる微量元素（無機質）について以下に記すが，いずれも現段階では一定の見解は得られておらず，不明な点が多い。

クロムは，運動や外傷などのストレスによる欠乏状態の増悪が知られている。それは，運動による尿中へのクロム排泄量の増加によると考えられている。

亜鉛は，汗および尿によって体外に排泄される。運動・トレーニングによりこれらの排泄量が増大すると考えられている。

銅の汗中への損失が知られているほか，運動による血液中銅濃度の変動も報告されている。

セレンは，ビタミンEと共同して抗酸化作用を発揮するため，運動による酸化ストレスの除去に効果があると考えられている。なお，汗への損失は現在のところ知られていない。

なお，パフォーマンスの向上を期待する微量元素として，クロム，亜鉛などがあげられる。しかし，これらのパフォーマンス向上効果はいまだよくわかっていない。もちろん，各種無機質の不足はパフォーマンスの低下につながると考えられる。まずは，必要量をきちんと充足することが重要である。多く摂取することによる効果については今後の研究を待たなければならない。

文　　献

●引用文献

1）Fred Brouns（樋口　満監訳）：『スポーツ栄養の科学的基礎』，杏林書院，p. 62（1997）

●参考文献

・市河三太：『運動生理学テキスト』，理工学社（1998）
・㈶スポーツクラブ協会編：『健康スポーツ指導マニュアル』（1979）
・真島英信：『生理学』，文光堂（1979）
・中野昭一・吉岡利忠：『図解生理学』，医学書院（1981）
・岩瀬善彦・森本武利編：『やさしい生理学　改訂第3版』，南江堂（1995）
・朝山正己・彼末一之・三木健寿：『イラスト運動生理学』，東京教学社（2004）
・高橋徹三・山田哲雄：新栄養士課程講座『改訂運動生理学』，建帛社（1995）
・河田光博・三木健寿：栄養科学シリーズ『NEXT解剖生理学』，講談社サイエンティフィク（1998）
・吉川文雄・星　　猛・林　　曠：標準看護学講座『人体の構造と機能　解剖生理学』，金原出版（1999）
・中野昭一編：解剖・生理・栄養『図説　ヒトのからだ　普及版』，医歯薬出版（2001）
・神野耕太郎：『運動の生理学』，南山堂（2003）
・勝田　茂・和田正信・松永　智：『入門運動生理学』，杏林書院（2003）
・竹内修二：『改訂版　クイックマスターブックス解剖生理学』，医学芸術社（2003）
・杉　晴夫・齋藤　望・佐藤昭夫：栄養・健康科学シリーズ『運動生理学改訂第3版』，南江堂（2003）
・河田光博・樋口　隆：『シンプル解剖生理学』，南江堂（2004）
・Wilmore, J. H. and Costill, D. L.：Physiology of sport and exercise, Human kinetics, Champaign（1994）
・中野昭一編：運動・生理・生化学・栄養『図説・運動の仕組みと応用第2版』，医歯薬出版（1996）
・星　　猛・岡田泰伸ほか：原書第19版『医科生理学展望』，丸善（2000）
・岸　恭一・上田伸男：栄養科学シリーズ『NEXT運動生理学』，講談社サイエンティフィク（2000）
・安部　孝・琉子友男：『これからの健康とスポーツの科学』，講談社サイエンティフィク（2003）
・高杉伸一郎：「変形性膝関節症，変形性脊椎症，骨粗鬆症の相互関連に関する疫学調査」，*Research Journal of Walking*，**1**，39～44（1997）
・Huxley, H. E.：Electronmicroscope studies of the organization of the filaments in striated muscle, *Biochim. Biophys. Acta.,* **12**，387～394（1953）
・Gordon, A. M., Huxley, A. F., Julian, F. J.：The length－tension diagram of single vertebrate muscle fibers, *Journal of physicalogy*，**171**，28（1964）
・宮地元彦・井藤　剛・有村尚也・小野寺昇：「12週間のインターバルトレーニングが低強度運動中の左心室拡張性に及ぼす影響」，体力科学，**44**，541～546（1995）
・荒川規矩男・河合忠一編：『運動療法の実際』，南江堂，pp. 39～55（1991）
・菅野篤子・野村武男：「一過性の水中運動と陸上運動の実施が，状態不安および唾液中コルチゾール濃度に及ぼす影響－慢性腰痛者を対象に－」，体力科学，**49**，581～588（2000）
・Takahashi, A., Suzuki, S., Takahashi, H. and Sato, T.：Effects of amino acid supplementation on endocrine responses and profile of mood states during intermittent exercise for 24

hours，体力科学，**49**，561～570（2000）

・Schneider, D. A., McLellan, T. M. and Gass, G. C. : Plasma catecholamine and blood lac-
tase responses to incremental arm and leg exercise, *Med. Sci. Sports Exerc.*, **32**，608～613
（2000）

・相澤勝治・秋元崇之・林貢一郎・中村真理子・村井文江・目崎　昇：「一過性レジスタン
ス運動による血清steroid hormone応答」，体力科学，**50**，293～302（2001）

・青木　高・太田壽城監修：フィットネスシリーズ3『健康・スポーツの生理学』，建帛社
（2003）

・小林修平編著：栄養大学講座11『運動生理学』，光生館（1992）

・山元健太・高橋康輝・吉岡　哲・小野寺昇・宮地元彦：「持久的トレーニングに伴う安静
時徐脈と自律神経系調節との関係」，体力科学，**50**，613～624（2001）

・佐久間康夫編：『内分泌生理学講義』，丸善（1999）

・Weltman, A., Wideman, L., Weltman, J. Y. and Veldhuis, J. D. : Neuroendocrine control of
GH release during acute aerobic exercise, *J. Endocrinol. Invest.*, **26**，843～850（2003）

・山本敏行・鈴木泰三・田崎京二：『新しい解剖生理学改訂第7版』，南江堂（1985）

・鈴木政登：「運動と腎機能：そのメカニズムと役割」，体育学研究，**40**，248～252（1995）

・中野昭一：『図説からだの仕組みと働き』，医歯薬出版（2003）

・貴邑冨久子ほか：『シンプル生理学第4版』，南江堂（1999）

・Aschoff, W. : Naturwissenschaften, *Wiss.*, **45**，477（1958）

・多田富雄監訳：『免疫学への招待』，南江堂（2003）

・浅野勝己・田中喜代次：『健康スポーツ科学』，文光堂（2004）

トレーニングと食生活

1. トレーニングの基本的な考え方

1.1　トレーニングの定義

　トレーニングとは，生体が本来有している刺激（負荷）に対する適応性を利用して，身体的能力（体力，技術），精神的能力を意図的・計画的に高めていく過程である。一般には，行動体力の維持・増進，低下の防止を目的とした体力トレーニングを示すことが多い。

1.2　トレーニングの原則

　生体は適切な刺激を受けた時，その回復過程で，もとのレベル以上の生理学的な適応，すなわち「超回復」が起こる。トレーニングの効果は，この現象を有効に利用することによって得ることができる。そのためには，次のトレーニングの原則に従って，運動の「種類」，「強度」，「量」，「頻度」を適切に選択しなければならない。

1. 過負荷（オーバーロード）の原則：現在の活動水準よりも強い負荷で行う。
2. 意識性（自覚性）の原則：トレーニングの目標や内容を十分に理解し，積極的に行う。
3. 個別性の原則：トレーニングの目標や内容を，年齢，性別だけでなく体力水準や健康状態などの個人差をもとにして決定する。
4. 全面性の原則：筋力，瞬発力（無酸素性パワー），持久力（無酸素性持久力，有酸素性持久力），調整力，柔軟性などの体力要素をバランスよく高める。
5. 漸進性の原則：トレーニングの目標や内容を徐々に高めていく。
6. 反復性の原則：運動を繰り返し行う。
7. 継続性・可逆性の原則：トレーニングを中断するともとの状態に戻るので継続して行う。

1.3　トレーニングを実施していく場合の手順

　トレーニングは，計画，実行，測定・評価（プランニング，ドゥーイング，チェッキング）の手順に従って計画的に行うことが重要である。

1.4　トレーニングの実際

　健康・体力づくりのための運動として，① 筋力運動，② パワー運動，③ エアロビック運動，④ コーディネーション運動，⑤ ストレッチ運動の五つが大きな柱になる。これらをトレーニング目標に則してバランスよく組み合わせることが重要である。

（1）トレーニング目標の決め方

　運動を習慣化するためには，トレーニング目標を明確にすることが最も近道である。

　１．段階的にいくつかの目標を掲げているか

　長期目標，短期目標など，段階的にいくつかの目標を掲げ，身近な目標を一つずつ達成しながら究極の目標に到達できるようにする。

　２．身体的，精神的健康の向上あるいは仲間づくりのいずれを主目標とするか

　健康・体力づくりの場では，トレーニングの効果を身体的側面だけでなく精神的側面，あるいは仲間づくりなどにも求める人がいる。いずれを主目標にするかによって，トレーニングの内容や計画が大きく異なることを考慮する。

　３．年齢に即したものであるか

　各ライフステージによって，発達あるいは退行している体力要素は異なり，それぞれのトレーナビリティーにも差が生じてくることを考慮する。

（2）トレーニング運動のつくり方

1）筋力運動

　筋が一度に大きな力を発揮する能力を高める運動。

①　効　果

　１．特に大きな筋力が要求されるスポーツや生活の中での各種身体運動のパフォーマンスの向上が期待できる。

　２．糖尿病，骨粗鬆症や肥満などの生活習慣病の予防・改善が期待できる。

　３．慢性的な腰痛，肩こりや膝痛，あるいはスポーツ障害などの整形外科的障害の予防・改善が期待できる。

　４．高齢者にとっては，日常の生活活動における余裕度の向上，身のこなしの改善，不慮の事故などが予防でき，生活の質の改善が期待できる。

②　トレーニングの行い方

〔トレーニングで用いる運動〕自重（体重）を利用して行う運動と，バーベルやダンベル，マシンを用いて行う運動に大別できる。いずれの場合も全身（胸部，腹部，腰背部，上肢，下肢）の筋群をバランスよく高めることをねらいとして，5～10種目の運動を選択する。

〔負荷方法〕表3−1に示すように，目的の相違によって負荷重量（強度），反復回数，セット数，セット間の休息時間等が異なる。

表3-1　目的別の負荷重量（強度）・反復回数・セット数などの目安

主 な 目 的	フォームの習得	筋 持 久 力	筋 肥 大	筋 力 向 上
負 荷 重 量 （負荷強度）	60％以下 20RM以下 （非常に軽い）	60〜70％ 20〜12RM （軽 い）	70〜80％ 12〜8RM （やや重い）	80％以上 8RM以上 （重い〜非常に重い）
反 復 回 数	10〜15	12〜20	8〜12	1〜8
セ ッ ト 数	1〜5	1〜3	1〜10	1〜5
セット間の休息時間	1〜2分	30秒程度	30〜90秒	2〜4分
ポイント・備考	最大反復しない	最大反復しない	できるだけ最大反復する	最大反復しなくてもよい

　　実際のトレーニングでは，一つの種目をインターバルをとりながら複数セット実施する方法（セット法）と，複数の種目をそれぞれ1セットずつ行いこれを数循環実施する方法（サーキット法）がある。いずれの場合も，重要度の高い種目を優先的に行う。また，筋力や筋パワーを高める運動を筋持久力を高める運動よりも先に行い，大筋群の運動を小筋群の運動よりも先に行う。

　〔1週間の頻度〕1〜3回/週。少なくとも1日以上あける。

表3-2　1RMに対する割合（％）と反復回数の目安

％1RM	反 復 回 数	％1RM	反 復 回 数
100	1	75	10
95	2	70	12
90	4	65	18
85	6	60	20
80	8	<60	>20

出典）特定非営利活動法人NSCAジャパン編：『ストレングス＆コンディショニングⅠ　理論編』，大修館書店，p. 104（2004）

　〔強度の設定の仕方〕トレーニング強度を設定する際には，まず自分の最大筋力を知ることが重要である。一般に，反復可能な最大回数（repetition maximum：RM）を負荷強度の指標として用いる。①実際に1回やっと持ち上げることができる重量（最大挙上重量＝1RM）を測定し，この値をもとに負荷を決定する方法と，②最大下の負荷で反復回数を測定し，推定表（表3-2）をもとに1RMを算出して負荷を決定する方法とがある。一般人の健康・体力づくりの場合には，安全面を考慮すると後者を用いることが望ましい。

【最大筋力の推定例】

　　ベンチプレスで約50kgの重量を正確に10回反復できたとする。この場合10RMは50kgとなり，表3-2より最大筋力の約75％の重量で行ったことになる。

　　　50kg÷0.75≒67kg

　50kgを0.75で割った値，67kgがその人のベンチプレスにおける推定の最大筋力である。

2）パワー運動

　　大きなスピードや力を爆発的・集中的に発揮する能力を高める運動。スピード運動などともいう。

① 効　果

　１．スポーツ等の場で，よりスピーディーでパワフルな動きが期待できる。

　２．さまざまな動きと関連づけて行うことによって，神経・筋系の連関がスムーズ
　　　になり，各種スポーツ特有の動作や日常生活での突発的な状況に対応した動作が
　　　可能になる。

② トレーニングの行い方

〔トレーニングで用いる運動〕スピーディーにパワフルに動くことが要求される走・
跳・投などの全身運動や膝伸展，腕屈曲などの部分運動など，さまざまな運動を用い
ることができる。各種のスポーツには，パワーやスピードを高める運動が数多く内在
している。

〔負荷方法〕各種の運動を最大努力の80％以上の強度（努力）で，約１〜10秒間ス
ピーディーにパワフルに行う。これを１セットとして，セット間に約１〜10分の休息
をはさみ，１〜10セット行う。１日のトレーニングでは，ウォーミングアップ後など
の身体の調子がよいときに行う。

〔１週間の頻度〕１〜６回/週。疲労の少ない日に行う。

３）エアロビック運動

　酸素を摂取しながら持続的にエネルギー（有酸素性エネルギー）を発揮する能力（酸
素摂取能力）を高める運動。

① 効　果

　１．呼吸・循環機能が向上し，酸素を体内に取り込み利用する能力である有酸素性
　　　能力を高めることが期待できる。

　２．有酸素性エネルギーを利用して運動を遂行するため，脂肪燃焼効率が向上し減
　　　量効果が期待できる。

　３．インスリン感受性を改善する。また，血管壁へのコレステロールの沈着を防
　　　ぐ。このため，糖尿病や高血圧症などの生活習慣病の予防・改善が期待できる。

② トレーニングの行い方

〔トレーニングで用いる運動〕トレーニングでは，ウォーキング，ジョギング，水
泳，エアロビックダンス，ペダリング運動など，各種の全身運動を用いることができ
る。バスケットボール，サッカーなどの球技スポーツも持久力を高めるのに適した運
動である。

〔負荷方法〕表３−３に示すように，安全で効果的に行えるエアロビック運動の強度
は年齢によってかなり異なる。一般人の場合は，最大心拍数（または最大酸素摂取量）
の50〜70％の範囲がよいといわれている。

　実際のトレーニングでは，運動と運動の間に完全な休息をとりながら行うレペティ
ション法，運動と運動の間に不完全な休息をとりながら行うインターバル法，中程度
以下の強さの運動を連続して行う持続法などがある。いずれの場合も，呼吸・循環機
能が積極的に活動し始める５分以上行わなければならない。また最後は，常に余裕を

表3-3　相対的運動強度と主観的な感覚

相対的運動強度(%)	強度の感じ方	1分間あたりの心拍数の目安（拍/分）					その他の感覚
		20歳代	30歳代	40歳代	50歳代	60歳代	
100	非常にきつい	190	185	175	165	155	身体全体が重たく，呼吸が苦しい。限界。
90	かなりきつい	175	170	165	155	145	呼吸が苦しい。すぐにでもやめたい。
80	き　つ　い	165	160	150	145	135	やめたいがなんとかがんばれる。のどが渇く。
70	ややきつい	150	145	140	135	125	どれくらい続くか不安。かなりの量の汗をかく。
60	楽　で　あ　る	135	135	130	125	120	呼吸がはずみ，汗が出るが，いつまでも続けられそう。充実感がある。
50	かなり楽である	125	120	115	110	110	汗ばんでくる。
40	非常に楽である	110	110	105	100	100	汗も出ず，呼吸も楽であるが，何か物足りなさを感じる。
30	最高に楽である	90	90	85	85	85	もっと動いたほうが楽である。まるで物足りない。

もって終わるようにする。一般人の場合は，20～30分程度でよい。

〔1週間の頻度〕1～7回/週。強度が高くなければ毎日行ってもさしつかえない。

【運動強度の確認方法】

トレーニングの際に目標とする運動強度であるかどうかを確認するためには，いくつかの方法がある。最大酸素摂取量に対する％（％$\dot{V}O_2max$）を推定するためには，簡便な心拍数を目安にする方法と自覚的運動強度（ratings of perceived exertion：RPE）がよく用いられる。

【目標とする心拍数の算出方法】

カルボーネンの式

220－年齢＝推定最大心拍数……（A）

（A）－安静時心拍数＝予備心拍数（HR reserve）……（B）

（B）×目標とする運動強度（％）＋安静時心拍数＝目標心拍数

〔例〕例えば，年齢40歳，安静時心拍数が60拍/分の人が60～70％の運動強度を行う場合は，

｛(220－40)－60｝×0.60＋60＝132拍/分

｛(220－40)－60｝×0.70＋60＝144拍/分

となり，運動開始5～10分後に心拍数が130拍/分以上になるように徐々に負荷を増加

表3-4　自覚的（主観的）
　　　　運動強度
ボルグ（Borg）スケール

20	限　　　界
19	非常にきつい
18	
17	かなりきつい
16	
15	き　つ　い
14	
13	ややきつい
12	
11	やや楽である
10	
9	かなり楽である
8	
7	非常に楽である
6	安　　　静

させ，その後心拍数が132〜144拍/分に保たれるように調整しながら運動を実施する。

【自覚的運動強度（RPE）を用いた方法】

運動実施者が運動の強度をどの程度の"きつさ"として実感しているのかを評価する指標としてボルグ（Borg）スケールがあり，6〜20の15段階に分けられている（表3-4）。

4）コーディネーション運動

スポーツや生活の中でのさまざまな運動を巧みに行う能力（調整力）を高める運動。

①　効　果

1．各種の運動を繰り返し行うことにより，神経・筋系の連関がスムーズになり，運動パフォーマンスが向上する。

2．日常生活で起こる突発的な場面において，状況を判断し自分を守る身のこなしができるようになる。

3．さまざまな運動を多人数でゲーム的に行うことにより，ストレスを発散したり，仲間づくりができる。

②　トレーニングの行い方　　調整力を高める（器用になる）ためには，よい動きを数多く身につけることが重要である。このためには，各種のスポーツや生活の中でのさまざまな運動を積極的に経験することが何よりも大切である。調整力は，神経系が発達する発育期に最も発達するので，この時期の運動経験がカギになる。

5）ストレッチ運動

筋や腱，靱帯などを伸ばし，関節の可動域を大きくする運動。柔軟体操ともよばれている。

①　効　果

1．身体各部位の柔軟性を高めることにより，運動パフォーマンスを高めたり，けがの防止に役立つ。

2．悪い姿勢を矯正したり，腰痛などの防止や治療に役立つ。

3．血液の循環をよくするので，主運動に適応できる状態にしたり，疲労回復を助けるのに役立つので，準備運動や整理運動として活用できる。

4．ゆっくりと行うことにより，心身のリラクゼーションに役立つ。

②　トレーニングの行い方

〔トレーニングで用いる運動〕身体各部位の関節をできるだけ伸展する，屈曲する，捻転する，回旋するなどの運動を用いる。立位姿勢や座位姿勢でしばらくの間その姿勢を維持しながら行う静的ストレッチ運動と，身体各部位の関節をリズミカルにより大きな動作で行う動的ストレッチ運動に大別できる。前者は，一般に「ストレッチ運動」とよばれているものであり，これには，自分自身の力で行う能動的ストレッチ運

動と，他人の力を利用して行う受動的ストレッチ運動（ペアーストレッチ，パートナーストレッチ）などがある。

　体幹（頸，胸，腰，背），上肢（肩，肘，手首），下肢（股，膝，足首）などの関節の可動性（柔軟性）をバランスよく高める運動を10種目程度選択して行う。

〔負荷方法〕静的ストレッチ，動的ストレッチともに，① リラックスした状態（姿勢）で行う，② 正しい姿勢（フォーム）で行う，③ 息を止めず，呼吸を意識しながら行う，④ 筋や腱に痛みを感じるまで伸ばしすぎない，⑤ ストレッチしている部位を意識しながら行う，⑥ 反動を使わないなどに留意する。

〔1週間の頻度〕大きな疲労を伴うことはないので，毎日行ってもよい。入浴後の身体の温まっている時に行うと効果的である。

（3）トレーニング計画の立て方

　最終的（長期的）なトレーニング目標の達成は，短期の目標達成の積み重ねである。したがって，段階的に目標がクリアできるように，次の手順に従いトレーニング計画を立てる必要がある。

　　1．生涯を見通したトレーニング計画（長期計画）
　　2．ライフステージの各段階における数年間のトレーニング計画（中期計画）
　　3．1年間または数カ月のトレーニング計画（短期計画）
　　4．1週間，1日，1回のトレーニング計画（短期計画）

　上記のうち，具体的なトレーニング計画を立てるのは3, 4である。1回の計画，1日の計画を考慮した1週間の計画を，1年間の活動や気候などと関連づけて立てる。

（4）現在の健康体力水準の把握およびトレーニング効果の評価の仕方

　運動・トレーニングを安全に効果的に行っていくためには，事前の医学的検査，運動負荷検査，体力・運動能力テストが必要となる。また，これらを定期的に行うことによって，現在の体力水準を適切に把握し，トレーニング効果を適切に評価することができる。検査やテストで得られた結果は，その後のトレーニング計画を立てる際の参考にする。

1）医学的検査

　医学的検査の目的は，① 現在の健康状態の把握，② 体力測定や運動負荷検査の可否の判定，③ 運動の是非，④ 安全なトレーニング計画の作成のための情報を得ることである。特に日常的に運動をしていない人や，生活習慣病の危険因子の多い中・高齢者は必ず行う必要がある。検査は問診と臨床検査から構成されている。表3−5は主な検査項目である。

2）運動負荷試験

　自転車エルゴメーターによるペダリング運動あるいはトレッドミルによる歩行・ランニング運動時に，心拍数，心電図，血圧，呼気ガスパラメーター等を測定・評価する。

表 3-5　主な医学的検査

項　目	
問　　　　　診	病歴，生活習慣，家族歴
形 態 計 測	身長，体重，肥満度，皮脂厚（体脂肪率）
循環機能検査	心拍数，血圧，心電図（胸部レントゲン）
運動負荷検査	心拍数，心電図（血圧）
呼吸機能検査	肺活量，1 秒量
血 液 検 査	ヘモグロビン，赤血球数，白血球数，総コレステロール，HDLコレステロール，AST，ALT，（ヘマトクリット，中性脂肪，総たんぱく質，空腹時血糖）
尿 　検 　査	糖，たんぱく質，潜血

　① **意　義**　　安静状態で発見できなかった呼吸・循環機能の異常（運動時の不整脈，血圧反応等）を発見するとともに，運動・トレーニングの安全限界を知る。また，有酸素性持久力（全身持久力）の有効な指標である最大酸素摂取量を知り，エアロビック運動の強度を算出する際に活用する。

　② **負荷のかけ方**　　運動負荷試験における負荷のかけ方は，大きく 4 種に大別できる（図 3-1）。

　a．固定負荷法：ある一定レベルの運動を最初から終了まで負荷する方法。

　b．ステップ負荷法：1 ～ 3 分ごとに一定レベルの負荷をステップ状に漸増させていく方法。

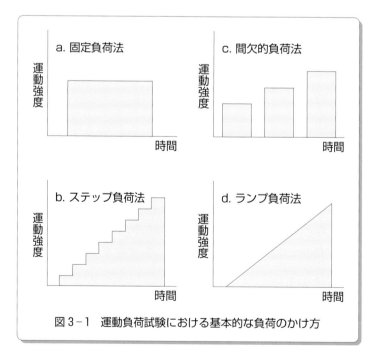

図 3-1　運動負荷試験における基本的な負荷のかけ方

　　c．間欠的負荷法：1〜3分の運動の間に1〜2分の休息をはさみながら行う方法。

　　d．ランプ負荷法：数秒ごとに負荷を少しずつ増加させていく方法。

　　b，c，dは，負荷を段階的に上げていくので多段階負荷方法とよばれる。

　③　**実施方法**　　疲労困憊（オールアウト）に至るまで運動を行わせる最大負荷法と，最大より少し低い負荷でテストを終了する最大下負荷法に分けられる。どちらの方法を用いるかは目的や対象者の健康体力水準，使用できる機器などによる。

　最大酸素摂取量（$\dot{V}O_2max$）の測定方法には，前者の方法を用いる直接法と，後者の方法を用いて推定する間接法がある。

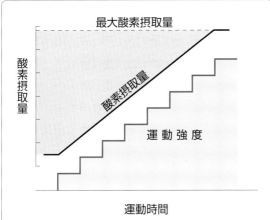

図3-2　ステップ負荷法（多段階漸増負荷法）による最大酸素摂取量の測定時の運動強度と酸素摂取量との関係

出典）池上晴夫：現代栄養科学シリーズ『運動生理学』，朝倉書店，p.47（1997）

　　a．直接測定法：最大負荷法により，これ以上運動を続けることができなくなるまで段階的に負荷を上げていき，運動中の酸素摂取量（$\dot{V}O_2$）を測定する。運動強度をさらに強めても$\dot{V}O_2$がそれ以上増加しなくなる状況が現れる。この現象を$\dot{V}O_2$のレベリング（図3-2）といい，そのときの値が$\dot{V}O_2max$であり，最も信頼できる判断基準である。

　$\dot{V}O_2$のレベリングが明確でない場合には，① 呼吸交換比（RER）>1.10，② 血中乳酸値 9 mmol/l 以上，③ HR≒推定最大心拍数，の三つの条件のうち二つ以上が満たされれば，その時の$\dot{V}O_2$の最大値をもって$\dot{V}O_2max$として判定してもよい。

　　b．間接測定法：最大下負荷法により，運動中の心拍数と$\dot{V}O_2$を測定し，推定最大心拍数に相当する$\dot{V}O_2$を求め，これを$\dot{V}O_2max$（推定値）とみなす。また最近では，各運動強度での自覚的運動強度を聴取し，これを用いて推定する簡便な方法も開発されている。

3）体力・運動能力テスト

①　意　義

　1．各体力要素の水準を評価し，体力プロフィールを明らかにして，特に劣る体力要素があればそれを強化するようにトレーニング計画に反映させる。

　2．トレーニングの効果を評価する。

②　項　目

最も一般的な体力・運動能力テストは，文部科学省（スポーツ庁）の新体力テストである。筋力，筋持久力，持久性，柔軟性，調整力（敏捷性，平衡性，巧緻性）などの体力の各要因，および走力，跳力，投力などの運動能力をみるテスト項目から構成されており，年齢別の評価基準も作成されている。

２．食生活の基本的な考え方

2.1　「健康日本21」と「食生活指針」，「食事バランスガイド」

（１）食生活と「健康日本21」

　現在，21世紀の国民健康づくり運動として，「健康日本21（第二次）」（2013年度〜）が推進されている（pp. 8 〜 9 参照）。

　「健康日本21」では，2000（平成12）年度から2012（平成24）年度までの12年間，国民の健康増進の総合的な推進を図るための基本的な方針として，1．栄養・食生活，2．身体活動・運動，3．休養・こころの健康づくり，4．たばこ，5．アルコール，6．歯の健康，7．糖尿病，8．循環器病，9．がんの 9 領域を対象に具体的な改善目標が提示され，その達成に向けてさまざまな取り組みが行われてきた。現在推進されている「健康日本21（第二次）」は，「すべての国民が共に支え合い，健やかで心豊かに生活できる活力ある社会」を10年後の日本の目指す姿として2012（平成24）年 7 月10日に全部改正として発表された。

　「健康日本21（第二次）」では全体目標として，「健康寿命の延伸」と「健康格差の縮小」を掲げ，具体的な目標としては，まず，"主要な生活習慣病の発症予防と重症化予防の徹底"として，① がん，② 循環器疾患，③ 糖尿病，④ COPD（慢性閉塞性肺疾患），"社会生活を営むために必要な機能の維持・向上"として，① こころの健康，② 次世代の健康，③ 高齢者の健康，"健康を支え，守るための社会環境の整備"を取り上げている。さらにこれら目標の実現に必要な具体的な目標として "生活習慣および社会環境の改善" に，① 栄養・食生活，② 身体活動・運動，③ 休養，④ 飲酒，⑤ 喫煙，⑥ 歯・口腔の健康をあげている。

　このことからもわかるように，栄養・食生活や身体活動・運動は，健康のための土台となる重要な要素であり，早期の改善が求められている。ここで示されている具体的目標は，先の約10年間では十分に目標が達成されなかったり，逆に悪化したり，それらに付随して，新たな目標として取り上げられるようになった解決すべき課題である。なお，現状把握は主に2010（平成22）年度（それ以前の年度の場合もある）の結果を基としており，2022（令和 4 ）年度までに達成すべき目標として目標値は設定されている。栄養・食生活の項では，「主食・主菜・副菜を組み合わせた食事が 1 日 2 回以上の日がほぼ毎日の者の割合」の増加を目標とするなど，望ましい行動がわかるような目標として示されるようになった。

　なお，「健康日本21（第二次）」における具体的な目標の一部抜粋および中間評価結果を付表 5 （p. 153）に示した。

（２）食生活指針

　「健康日本21」の具現化と関連して，2000（平成12）年に新しい食生活指針が旧文部省・厚生省・農林水産省の三省合同で決定された（2016年 6 月一部改正，p. 150付表 3

参照）。同時に，新しい食生活指針の全体像を表すビジュアル・デザインも確定された（図3-3）。

　なお「健康日本21（第二次）」において栄養・食生活の改善項目として，「主食・主菜・副菜を組み合わせた食事」や「食塩摂取量の減少」などが示されており，この食生活指針は今もなお重要なメッセージとなっている。

　食生活指針は，一般対象者に対する科学的根拠に基づいたメッセージ，あるいはスローガンである。したがって，食生活指針の実践が健康づくりのための食習慣の具現化となる。また，後述の日本人の食事摂取基準の食生活における具現化としての意味もあるといえる。なお，世界各国でコンセンサスが得られている食生活指針の内容は，以下のとおりである。

1．栄養学的に適切な食事を種々の食品（食物）から摂取する。
2．脂肪，特に飽和脂肪酸の摂取量を減少させる。
3．健康的な体重維持のためには，エネルギー摂取量と身体活動度とを調整する。
4．複合糖質，食物繊維の摂取量を増加させる。すなわち，穀類，野菜，果物の摂取量を増加させる。
5．食塩摂取量を減少させる。
6．飲むのであれば，量はほどほどにする。

　これらを踏まえ，日本の食習慣の特徴を考慮した指針として作成されている。

　なお，これまでに，好ましい食生活を送るための具体的な施策として，旧厚生省は1985（昭和60）年に「健康づくりのための食生活指針」(p.149付表1参照)を，さらに5年

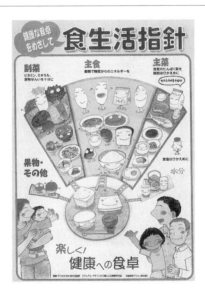

図3-3　食生活指針のポスター

出典）文部省・厚生省・農林水産省：「健康づくりのための食
　　　生活指針　ビジュアルデザインの公募による最優秀作
　　　品」（佐藤真紀子）

後には，より具体化した年齢の異なる対象や個人のライフスタイルに合わせやすいものとして「対象特性別－健康づくりのための食生活指針」(pp.149～150付表2) を策定し普及が行われた。これらの食生活指針も，食習慣の見直し，改善に有効な項目が多く記載されていることから，現行の食生活指針と合わせて活用することが望ましい。

（3）食事バランスガイド

　2005（平成17）年6月に，いわゆるフードガイドとして「食事バランスガイド」が厚生労働省・農林水産省合同で公表された。

　「食事バランスガイド」は，生活者が自分自身の生活を見直すきっかけになるものとして，より多くの人に活用されることを目的に作成されている。「食事バランスガイド」のイラストそのものがバランスのよい食事を摂取するためのガイドとなっている（図3-4）。区分は「主食，主菜，副菜，果物，牛乳・乳製品」の五つの料理区分を基本とし，各料理区分ごとに1日にとる料理の組み合わせと，おおよそその量が表されている。これを，健康的な食べ方の一つのガイドラインとして実践することが，健康づくりのための食生活の実践において重要となる。

2.2　「日本人の食事摂取基準」

　「日本人の食事摂取基準」は，健康増進法（平成14年法律第103号）第30条の2に基づき厚生労働大臣が定めるもので，国民の健康の保持・増進，生活習慣病予防のために摂取することが望ましいエネルギーおよび各栄養素の摂取量の基準を示すものである。栄養素欠乏症の解消を目標としていた基準に，2000年版からは過剰摂取による健康障害を予防する観点が加えられ，さらに2015年版では，高齢化の進展や糖尿病等有

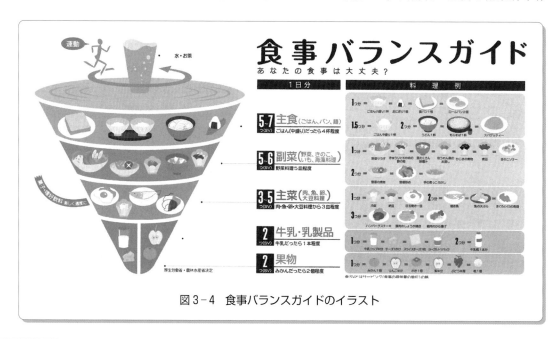

図3-4　食事バランスガイドのイラスト

病者数の増加や，健康日本21（第二次）を考慮し，健康の保持・増進とともに生活習慣病の予防と重症化予防にも踏みこんだものとなった。2020年版では高齢者の低栄養予防やフレイル*予防も視野に入れた具体的な策定が行われた。

　　＊フレイル　　自律障害や死亡を含む健康障害を招きやすいハイリスク状態で，加齢に伴う予備能力低下のために身体的，精神・心理的，社会的に脆弱性な状態を呈する。身体的にはサルコペニアや嚥下障害などが，精神的，社会的には認知機能低下が生じた状態。

　それぞれの栄養素の適切な摂取は，ほかの栄養素の適切な摂取と相まって，健康の保持・増進，疾病予防に重要な役割を発揮する。また，ほとんどの栄養素は，その摂取の不足，過剰，アンバランスを通常自覚することは少ない。これらの理由から，適正摂取の目安が設定されている意義は大きい。この各栄養素等摂取の目安となる値は，国民の健康増進の根幹となるべきもので，戦後以来の栄養素欠乏症の予防に観点を置いたものから，食生活が多様化し生活習慣病が増加している現代にあって，生活習慣病を予防し，より健康増進に資することを目的とするものへと変遷している。日本では５年ごとに１度改訂されており，その時々に可能な限り，科学的根拠に基づき策定することを基本として，その時代に適したものとなるように配慮されている。

　「日本人の食事摂取基準（2020年版）」では，エネルギー，たんぱく質，脂質，炭水化物，食物繊維，ビタミンA・D・E・K・B_1・B_2・ナイアシン・Cなど13種類のビタミン，ナトリウム・カリウム・カルシウム・マグネシウム・リン・鉄など13種類の無機質（ミネラル）について食事摂取基準が示されている。なお，エネルギーについては，エネルギー摂取量と消費量のバランスの維持を示す指標としてBMIを採用し，参考として推定エネルギー必要量（EER）が，各栄養素については推定平均必要量（EAR），推奨量（RDA），目安量（AI），目標量（DG），耐容上限量（UL）の５種類の指標が，それぞれの栄養素ごとに適宜示されている（推定エネルギー必要量および食事摂取基準の各指標を理解するための概念図はp.154付図１，２参照）。

　日常の食生活において，日本人の食事摂取基準に示されるような栄養素等の量が摂取できるような食生活を実践することが望ましい。しかし，理想的な栄養素等摂取がどのようなものなのかは，個々人の年齢，性別，体格，生活習慣（身体活動レベル）などによって異なるため一様ではない。したがって，食事摂取の目安のガイドラインとして，日本人の食事摂取基準を理解し活用して，食生活の実践へ結びつけ，何をどのようにどれだけ摂取すればよいかを具現化することが重要である。そのためには，それぞれの食品にどのような栄養素が多く含まれているかなどの，食品や栄養などの豊富な知識が必要となる。しかし，一般生活において，栄養価を常に確認しながら献立を作成し，そのとおりに食事をすることは困難である。時に，日常の食生活がどうであるか，食事記録から栄養素等摂取状況を解析し確認することは可能であるが，毎日の生活においては非現実的である。そこで，「食生活指針」や「食事バランスガイド」に示されるような食生活の実践が，好ましい栄養素等摂取状況になるような食生活の実践として重要となる。

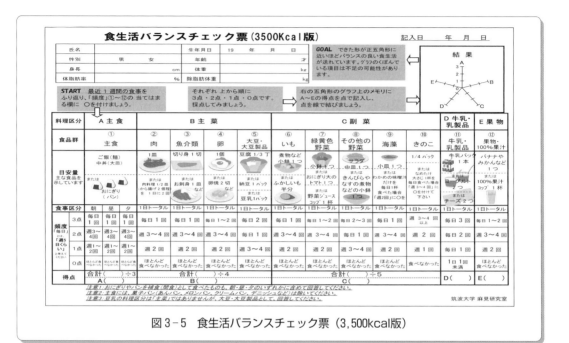

図3-5　食生活バランスチェック票（3,500kcal版）

　なお，「日本人の食事摂取基準（2020年版）」では，推定エネルギー必要量は参考として示されている。エネルギー収支バランス（エネルギー摂取の過不足）は，「（エネルギー摂取量）－（エネルギー消費量）」で，その結果が体重の変化と体格であることから，適正な体重・体格が維持されるようなエネルギー摂取をすることが望まれる。そこで体重・体格を指標としてエネルギー摂取を考える必要があるため，食事摂取基準では推定エネルギー必要量が参考値として示されている。

　スポーツ選手のように身体活動量が多くエネルギー消費量が増える場合，その体格を維持するためのエネルギー摂取量は増加する。筋量増加などを視野に入れていれば，さらにエネルギー摂取量を増加させるなどの工夫が必要となる。スポーツ選手においても，体重・体格を指標として，個人に見合った適正なエネルギー摂取ができるよう考えなくてはいけない。

　日本人の食事摂取基準をよく理解し，スポーツ選手および各競技の特性を十分考慮すれば，これを活用してスポーツ選手それぞれの食事摂取基準の目安を導き出すことは可能である。ただし，栄養学，スポーツや運動に関する幅広い知識が必要なことはいうまでもない。実践例として，望ましい摂取量の基準を作成し，実際の食事状況を評価しつつ望ましい摂取量を知ることのできる「食生活バランスチェック票（3,500kcal版）」を図3-5に示した。

2.3　健康増進のための食生活

　健康増進の三原則は，「栄養・運動・休養」である。食品の摂取を中心とした私たちの食生活では，ある程度の高い身体活動量を確保してしっかり食べることが，種々

の栄養素等をまんべんなく摂取することを可能とする。一般的にみて，摂取エネルギー量の増加は食事量の増加を意味し，それは，食事量の増加に伴う各種栄養素等の摂取量の増加を意味する。１種類の食品に含まれる栄養素等は，１種類ではない。含まれる量の多い少ないはあるが，さまざまな栄養素等が含まれている。いろいろな食品を摂取すれば，栄養素等の摂取バランスを大きくくずすことなく食事からさまざまな栄養素等の必要量を確保できる。こうすることで，少ない食事量では不足する危険性がより高くなる各種ミネラルやビタミンの摂取不足を防止することができる。したがって，ある程度の身体活動量を確保してしっかり食べることが重要である。

　健康増進のためのしっかり食べる食生活の実践では，栄養素等のバランスを考えたおいしい食事をつくり，摂取することが大切である。「食生活指針」，「食事バランスガイド」にも示されているように，栄養素等のバランスが整った献立を比較的簡単につくる方法は，献立に「主食，主菜，副菜」をそろえることである。また，朝，昼，夕の３回の食事それぞれに「主食，主菜，副菜」がそろうことが大切である。

　一般的に主食には，主にエネルギー源となる炭水化物（糖質）を配する。飯，パン，麺などである。主菜には，主にたんぱく質源となる肉・魚（魚介類）・卵・大豆製品を使った料理を配する。１食の分量は18cm程度の皿半分が隠れるくらいが適当で，皿数を多くする場合にも主菜の総量はかえないことが好ましい。次に，副菜として主食・主菜，果物，菓子，飲料以外の料理を考える。１食の分量は10cm程度の小皿で１〜２皿程度が適当で，野菜類を中心に海藻類なども利用する。主食・主菜では不足しがちなカルシウム，鉄，ビタミン類を十分に補給できるように食材を選ぶことが大切である。また，副菜には食事の彩りや味に変化をつける役割もある。なお，副菜として生野菜を食すときは，生野菜は見た目のボリュームはあるが実質の量は少ないので15cm程度の皿にたっぷり食べる必要がある。

　主食・主菜・副菜を上手にそろえることで栄養素のバランスはかなり整うが，食事の楽しみ，ゆとりを加えるために，汁物，果物，乳製品，漬け物，飲み物をどれか１品加えると，献立の質がさらによいものとなり，栄養面も向上する。ただし，これら「楽しみ」の食材を多く摂取しすぎると，かえって栄養素のバランスがくずれるので注意が必要である。

　一般に，朝の忙しい時間の中で「主食，主菜，副菜」をそろえることは大変難しい。最近では，朝食の欠食が多く，また主食偏重型が多い等問題点が多い。前の晩の少しの手間と工夫で，朝食にも「主食，主菜，副菜」をそろえる努力が大切である。

　さらに，１日の食事では，30品目以上の異なる食材を利用する工夫をし，さまざまな食材を食して栄養素等の摂取バランスを整えることが大切である。また，食事は毎日のことであるから，楽しく，バラエティー豊かなものになるように，朝の主菜が「大豆製品」なら，昼は「肉」，夜は「魚」，日曜日の夕食の主菜が「肉」なら，月曜日は「魚」，火曜日は「大豆製品」，水曜日は「卵」，木曜日は「魚」などと，主菜の食材量が重複しない工夫などが大切である。

2.4　競技力向上のための食生活

　競技力向上には,「トレーニング・栄養・休養」が必要である。トレーニングなくして競技力向上はありえない。食は,厳しいトレーニングを続けられる真の身体づくり,疲労を残さない真の身体づくりなどといったサポート的な,しかし,きわめて重要な役割を担うのである。

　競技者のための競技力向上を目的とする食べ方,勝つための食べ方は,ないとはいえない。栄養に関心をもって食生活に配慮し,競技力を向上させている一流選手は多くいる。ただし,競技力の向上を目指した食べ方,あるいは勝つための食べ方を実施する時,やはり最も大切なことは,「日常の食生活においてエネルギーをはじめ各種栄養素等の摂取に過不足がないか」,「各種栄養素等の摂取バランスが良好かどうか」である。競技者は,すべての栄養素等の必要量が増加しているので,とにかく一般の人よりしっかり食べることが大切である。そのうえで,期ごと (試合期,トレーニング期,調整期,減量期など) に特別な食べ方の工夫を加えることが必要である。しかし,残念なことに多くの場合,競技力向上を意識するあまり,いくつかの栄養素のとり方に偏ったりして食生活全体を見忘れている傾向にある。まずは,身体活動量が増えることに伴って必要量が増加する各種栄養素等を不足することなく,偏ることなく摂取することが基本となる。その時,特に配慮したい栄養素は,鉄,カルシウム,ビタミンB群,抗酸化ビタミンなどである。

　なお,競技力向上のための食べ方として知られるものには,グリコーゲンローディング,炭水化物の摂取量と摂取タイミング,たんぱく質の摂取量と摂取タイミングなどがある (pp. 139〜140参照)。

2.5　サプリメント

(1) サプリメントとは

　サプリメントという言葉が広く知られるようになり,さまざまなものに対しその名称が便宜的に広く用いられているが,明確な定義はない。英語のsupplement (補足,追加) に由来する言葉である。

　サプリメントは,「あくまでも日常の食生活ではとりにくい栄養素を補うことを目的として摂取する食品」,「栄養補助食品」と表現することができる。現在,サプリメントの概念に含まれるものには,**保健機能食品** (特定保健用食品,栄養機能食品,機能性表示食品),いわゆる健康食品などがある。その形態はさまざまで,タブレットタイプ,ドリンクタイプ,ゼリータイプ,菓子類などの食品タイプなどがある。

　なお,特に競技力向上を目指し,運動能力を高めることを目的としたものをエルゴジェニックエイズ (エルゴジェニックス,賦活剤) という。

(2) 運動とサプリメントとその問題点

　競技者であっても適切な食生活を送っていれば,必ずしもサプリメントは必要ない

と考えられる。しかし実際には，その適切な食生活を実行することは難しく，熟練したスポーツ栄養の専門家が食生活を管理しないかぎり，食事だけで好ましい栄養状態を維持することは実現しえないのが現状である。また，スポーツをするにあたって体調管理はきわめて重要で，さらに競技者は競技力の向上も求められる。

　競技力の向上を目的としたサプリメントであるエルゴジェニックスは，近年プロのスポーツ選手にとどまらず，健康づくりを目的としたスポーツ愛好家にも広く知られるようになった。

　表3-6に，栄養学的スポーツ・エルゴジェニックスを示したが，これらは主に筋肉量の増加や，筋肉内のエネルギー貯蔵性の向上，筋肉におけるエネルギー産生速度

表3-6　栄養学的スポーツ・エルゴジェニックス

炭水化物		ミネラル	
炭水化物		ホウ素	カルシウム
脂　　　肪		塩素	鉄
脂肪		マグネシウム	リン酸
中鎖トリグリセリド		セレン	バナジウム
n-3系脂肪酸		亜鉛	
たんぱく質/アミノ酸		水	
たんぱく質サプリメント		水分補給	
アルギニン，リジン，オルニチン		植物性抽出物	
アスパラギン酸		たんぱく同化植物ステロール	
分岐鎖アミノ酸（BCAA）		朝鮮人参　　　ヨヒンビン	
トリプトファン		そ　の　他	
ビタミン		ハチ花粉	
抗酸化ビタミン	チアミン（B_1）	工学的食事サプリメント	
リボフラビン（B_2）	ナイアシン	HMB（β-ヒドロキシ-βメチルブチ	
ピリドキシン（B_6）	パントテン酸	レート，ロイシンの代謝物質）	
葉酸	ビタミンB_{12}	マルチビタミン/ミネラル	
アスコルビン酸（C）	ビタミンE	ビタミンB_{15}（パンガミン酸）	

表3-7　生理学的スポーツ・エルゴジェニックス

細胞代謝		酸素運搬
カルニチン	コエンザイムQ_{10}	血液ドーピング
クレアチン	重炭酸塩	エリスロポエチン
ホルモン/神経伝達物質活性		グリセロール
コリン　ヒト成長ホルモン		イノシン
DHEA（デヒドロエピアンドロステロン）		酸素
ヒトコリン性ゴナドトロピン		
テストステロン		

の効率化など，身体的なパワーを高めることを目的としているものである。エネルギー補給を目的とする場合は，試合直前や試合の合間などに，消化・吸収のよい糖質サプリメントの活用が奨められる。たんぱく質やアミノ酸は，食事からのたんぱく質摂取量を考慮して摂取する必要がある。ビタミン類は，特定のビタミンに偏らないような注意が必要であり，特に脂溶性ビタミンは日本人の食事摂取基準に示される耐容上限量を超えない配慮も重要となるであろう。

　さらに，ミネラル類も，不足を補う目的での使用はよいが，不足しがちだからといって多く摂取しすぎる傾向もあるので，耐容上限量を超えないよう注意したり，特定のミネラルの多量摂取などが起こらないように注意するなどの配慮が重要である。ほかにも表3-7に示すようなエルゴジェニックスもあり，これらは生理学的な作用が期待されるものである。

　いずれにしても，これら競技力向上を目的としたサプリメント類の多くは，現在研究中のものが多く，その効果や長期使用の安全性などは不明なものが多いのが現状である。基本は食事であることを忘れずに，不足を補うために効率よく利用することが重要である。

3．トレーニングと食生活　各論

3.1　健　常　者

（1）成　長　期

1）成長期の特性

　出生から成人期までの発育の特徴を表すものとして，スキャモンの成長曲線（図3-6）が広く知られている。これは，人が20歳で成熟したとして，その時のある器官の大きさを100とした場合にそれらの成長が相対的にどうなっているかを示したもので，四つのパターンに分けられる。

　一般型は，身長・体重や筋肉，内臓などの発育を示す。特徴としては，乳幼児期まで急速に発達し，その後は次第に緩やかになり，二次性徴が出現し始める思春期に再び急激に発達する。思春期以降に再び発育のスパートがみられ大人のレベルに達する。

　器用さやリズム感を担う神経型は，脳の重量や頭囲で計る。出生直後から急激に発育し，4～5歳までには成人の80%程度（6歳で90%）にも達する。

　リンパ型は，免疫力を向上させる扁桃，リンパ

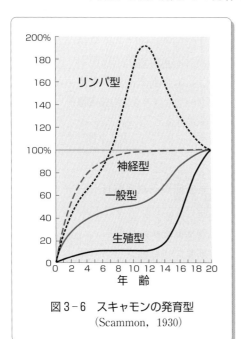

図3-6　スキャモンの発育型
（Scammon，1930）

節などのリンパ組織の発達である。生後から12〜13歳までにかけて急激に成長し，大人のレベルを超えるが，思春期過ぎから大人のレベルに戻る。

　生殖器型は，男児の陰茎・睾丸，女児の卵巣・子宮などの発育である。小学校前半まではわずかに成長するだけであるが，14歳あたりから急激に発達する。生殖器系の発達で男性ホルモンや女性ホルモンなどの性ホルモンの分泌も多くなる。

　①　幼児期　　幼児期には，神経系の発育が急速に進む。出生時に約360gだった脳が，1歳では2倍になり，4歳頃には4倍になる。神経細胞数は出生後増加しないといわれているので，神経細胞の樹状突起や軸索の発育，グリア細胞，毛細血管の増加などによるものである。神経細胞の樹状突起は，この時期に急速にその数や長さを増加させ，軸索やほかの神経細胞の樹状突起と結合し，多数のシナプスを形成する。シナプス数が増加するにつれて，複雑なネットワークが形成される。この時期の発育曲線をみると，骨や筋肉などの発育が急速に進んでいるが，脳や運動神経の発育・発達がそれを上回る速度で進んでいる。さまざまな動きのパターンを身につけ，それらの動きを習熟させることが可能である。歩きの動作が安定してくると，子どもに，「動きたくて動きたくてたまらない」という運動欲求が生じ，いろいろな遊びや運動をする。このことによって，激しい動きや身のこなしを覚え，危険を回避する動きなども身体で覚えることができる。「三つ子の魂百までも」といわれているように，この時期にいかに多様な運動パターンを身につけることができるかが，生涯にわたって大きな影響をもつと考えられる。自分自身の身体を上手に操る能力を高めてやることが大切であろう。

　②　学童期　　学童期には，身長，体重などの発育量が大きい。2001年度生まれ（2019年度17歳）でみると，身長は男女とも年間5〜7.5cm伸びており，男子が11歳，女子が10歳で最大値を示している。最大となる時期を親の世代（30年前）と比べると，男子は1歳早くなっているが，女子では変わらない（図3-7）。体重は，男女とも

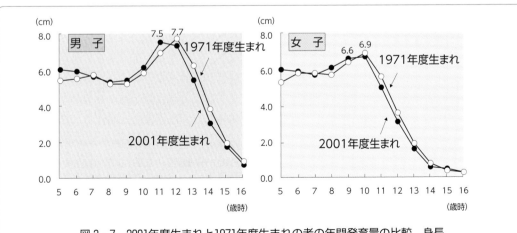

図3-7　2001年度生まれと1971年度生まれの者の年間発育量の比較　身長
出典）文部科学省：令和元年度学校保健統計調査

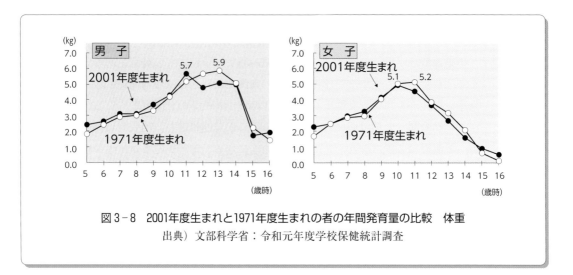

図3-8　2001年度生まれと1971年度生まれの者の年間発育量の比較　体重

出典）文部科学省：令和元年度学校保健統計調査

　年々増加していき，男子は11歳，女子は10歳で発育量が最大値を示し，これは親の世代より女子で1歳，男子では2歳早くなっている（図3-8）。

　この頃から身体組成に性差が生じてくる。体脂肪率は女子が高く，除脂肪量は男子が大きい（図3-9）。

　日常身体活動量は，低年齢で大変大きく，年齢が進むにつれ低下していく。体重あたりの最大酸素摂取量は，男子は青年期頃までほぼ一定である。しかし，女子は年齢とともに低下していき，性差が拡大していく。

　筋の発育は学童期以降に顕著になるが，脳の発育は成人の90％に達している。このため基本的運動パターンの習熟が進み，それが初歩的スポーツの習得へ移行していく。

　③　**思春期**　性ホルモンの活動が高まると，思春期が始まる。個人差は大きいが，男子では10～11歳，女子では8～10歳に始まる。前述のように，男子は11歳，女子は10歳に身長，体重の年間発育量が最大になる（図3-7，3-8）。これを「思春期スパート」とよぶ。この時期以降には，特に男子では筋力・走力などが発達し，スポーツ技能に習熟してくる。例えば野球では捕球した後最適なところへ送球したり，サッカーでは走りながら相手を避けてドリブルするなど，複数の動きを複合させることができるようになる。ただし，思春期は身体各部，あるいは骨と筋肉それぞれの発育量にずれが生じる場合が多いので，注意が必要である。

　上腕と下腿のX線写真から測定した筋の幅の年齢変化をみると（図3-10），思春期後半に男子は加速するが，女子はやや停滞し，性差が広がっていく。

2）成長期のトレーニング

　幼児期は，脳・神経系の発達に伴う調整力の発達が進む時期であり，幅広いさまざまなパターンの動きを身につけさせることが重要である。学童期に入ると，身体の発育が加速するので，初歩的スポーツや運動遊びなどを通してねばり強さ（持久力）を

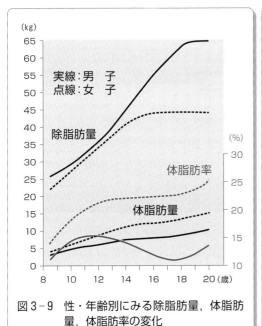

図3-9　性・年齢別にみる除脂肪量，体脂肪量，体脂肪率の変化

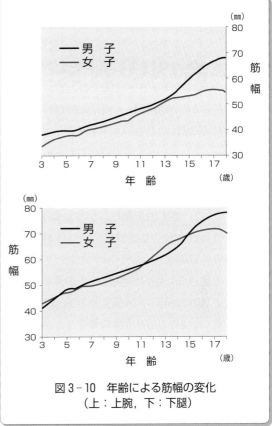

図3-10　年齢による筋幅の変化
（上：上腕，下：下腿）

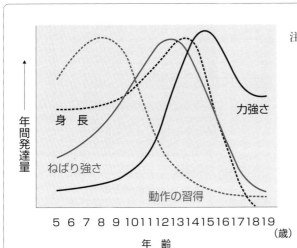

注）・動作の習得というのは，ここでは，音がしたらすばやくボタンを押すという動作の反応時間で代表させた。身のこなしの上手下手は，こうした神経系の反応のはやさ（敏捷性）だけでいえるものではないが，これも上手になるための大切な原因である。
・ねばり強さは，1分間にからだの中に酸素を取り込む能力，最大酸素摂取量でみた。
・力強さは筋肉の代表として握力の発達をみた。

図3-11　運動能力や体力はいつ発達するか（宮下，1980）

養い，その後思春期スパートの時期になって骨の発育とそれに続く筋肉の発育を促進するようなスポーツに親しむことで力強さを身につける（図3-11）。このようにそれぞれの発達段階に応じた運動指導を適切にすることが，子どもたちによい運動習慣を身につけさせることになる。このような習慣を大人になってからも忘れずに続けていくことが，生活習慣病の予防に役立つだろう。

①　**幼児期**　　未熟な運動能力しかもたない乳児が，神経連絡網の発達によって一人で行動できるようになり，徐々に把握，直立，独立歩行などの初歩的運動能力を獲得していく。幼児期には，走る・跳ぶ・ホップ・スキップなどの移動系，押す・引く・曲げる・伸ばす・回るなどの非移動系，投げる・捕る・打つ・蹴るなどの操作系の基本的運動能力が身につくので，できるかぎり偏りなく習得させることが重要である。基本的運動において，60％の子どもが達成できる習熟レベル（未熟なレベル1〜習熟したレベル4,5まで）と月齢との関係を図3-12に示した。運動による違いや男女差

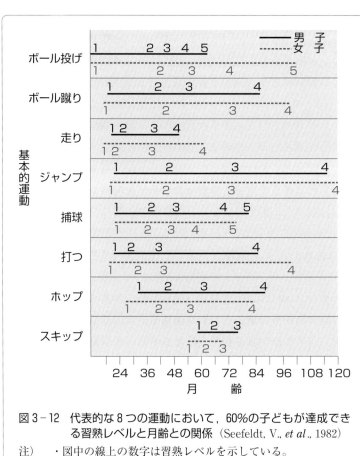

図3-12　代表的な8つの運動において，60％の子どもが達成でき
る習熟レベルと月齢との関係（Seefeldt, V., *et al.*, 1982）

注）　　・図中の線上の数字は習熟レベルを示している。
　　　　・1は未熟なレベル，4,5は習熟したレベル。
出典）宮丸凱史：「運動能力の発達バランス」，体育の科学，**48**
（9），702（1998）

があり，習熟したレベル4, 5に達するのは5歳以降である。

　さらに注意しなければならないことは，この図は特定のレベルに達する月齢を示しているが，それは60％の子どもであり，40％の子どもはそのレベルに達していないことをも示していることである。かなりの数の子どもが未発達であることは，その後の発達全般にも大きく影響することを考えなければならない。

　体格，体力，運動能力には大きな個人差があるので，発達段階に配慮する必要があり，スポーツの楽しさを十分身につけることが望ましい。また，怒らずにほめることも忘れてはならない。

　②　**学童期**　　学童期は，基本的運動能力を土台にして，初歩的スポーツに移行する時期である。親子でのキャッチボールや，ボール蹴りなど変化の少ない状況での運動から，チームでの練習や試合等，変化が多い状況の中で一連のプレーが的確にできるようになっていく。さまざまな運動遊びやゲームをできるだけ幅広く経験することが，バランスのとれた運動能力を発達させることになる。

　学童期後半になると，神経系の発達に筋肉の発達が追いついてくるので，スポーツのいろいろな動きを習得できる。特にいろいろな動きをうまく，すばやく，バランスよく行うための「調整力」の発達が盛んになり，「即座の習得」（あらゆる動作をきわめて短期間に覚える）が可能な時期である。この年代は「ゴールデンエイジ」とよばれ，スポーツのいろいろなスキルを習得させるのに最適な時期である。しかし，幼児期までに基本的運動の習得が不十分だったり，この年齢で運動遊びやゲームを十分経験しないと，スポーツ運動を習得するときに「習熟のための障壁」にぶつかることになる。

　持久力は，呼吸・循環器系の発育に伴って高まっていくが，トレーニングの効果は現れにくい。筋力トレーニングも，骨の成長がまだ続くので，あまり積極的に行うことは好ましくない。

　③　**思春期**　　身長などのスキャモンの成長曲線一般型に，思春期スパートが示される。骨，筋肉の発育が加速されるので，適切なトレーニングをすることにより大きな効果が期待できる。しかし，過剰なトレーニングは障害につながるおそれもあるので，一人ひとりの発育段階に十分注意しなければならない。男子は筋幅の増加が加速されるが，女子では減速し性差が拡大する（図3-10）。筋力も同じように変化し，最大無酸素パワーにも男子にはスパートが示されている（図3-13）。

　二次性徴に伴い，性ホルモンであるテストステロンの分泌が増加し，生殖系臓器の発育が加速されると同時に，骨，筋肉の発育も刺激される。四肢の長骨は両端にある骨端軟骨の分裂，増殖によって成長する。この時に長軸方向に衝撃や圧縮力などの機械的刺激が加えられると，骨の発育が促進される。筋収縮による刺激も骨密度を高めるといわれているので，運動することは，骨や筋肉の成長に非常に有効である。しかし，発育途中の骨は，軟骨部が腱に比べて相対的に弱いので，関節に対して過度のストレスが繰り返しかかると，リトルリーグ肩，野球肘，オスグッド・シュラッター病

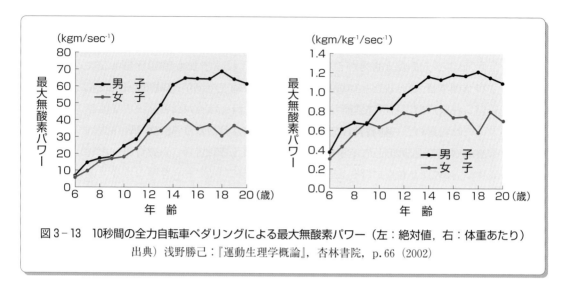

図 3-13　10秒間の全力自転車ペダリングによる最大無酸素パワー（左：絶対値，右：体重あたり）
出典）浅野勝己：『運動生理学概論』，杏林書院，p.66（2002）

など，成長期に多い整形外科的障害が発生しやすいので注意を怠ってはいけない。

3）成長期の食生活

① **幼児期**　幼児期は活動性が高まり，必要なエネルギーや栄養素量が多くなる。しかし，咀嚼機能や消化・吸収機能などはまだ不十分である。3歳頃に乳歯が生えそろい，大人とほぼ同じような食事が食べられるようになるが，消化・吸収機能が未熟なため身近な大人が食品の選択や食事量の調節をする必要がある。また，摂食行動が「食べさせてもらう食事から自分で食べる食事」に変化するので，基本的な食習慣を身につけさせることが大切である。

厚生労働省が2019年に行った令和元年国民健康・栄養調査結果から，年齢階級別の栄養素等摂取量をみると，エネルギー摂取量は1～6歳男児が1,304kcal/日，女児が1,201kcal/日であり，たんぱく質，脂質，炭水化物の摂取量は図3-14のようになっている。幼児は大人に比べて体重あたりの基礎代謝量が大きい（図3-15）。これは活発な活動に加えて，成長のための栄養素やエネルギーの必要量が大きいためである。1日3度の食事では摂取できないことが多いので，適切な間食で補うことも必要である。

② **学童期・思春期**　急速な身体発育のために十分なエネルギーと栄養素を摂取しなければならない。エネルギー摂取量は，男児16歳，女児13～14歳で最大になる。身体づくりのためたんぱく質，カルシウムなども成人よりも多く必要になる。

歯は，乳歯から永久歯に生えかわり，十分な咀嚼能力を獲得する。消化・吸収機能も成熟し始めるので，大量のエネルギーや栄養素を十分に摂取できるようになる。しかし，この時期から思春期にかけては，心身の状態・生活に，依存と自立の両面が現れ，人間関係を学び，社会性を身につけつつたくさんの知識を学習する時である。自我の確立，情緒の安定などがうまくいかないと精神的に不安定になり，偏食，過食，拒食などの食行動の問題につながることもある。

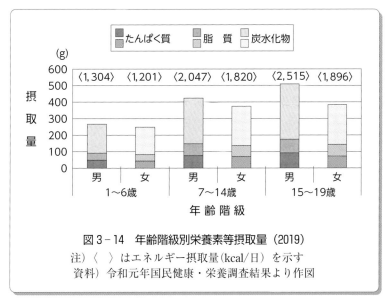

図 3-14　年齢階級別栄養素等摂取量（2019）
注）〈　〉はエネルギー摂取量（kcal/日）を示す
資料）令和元年国民健康・栄養調査結果より作図

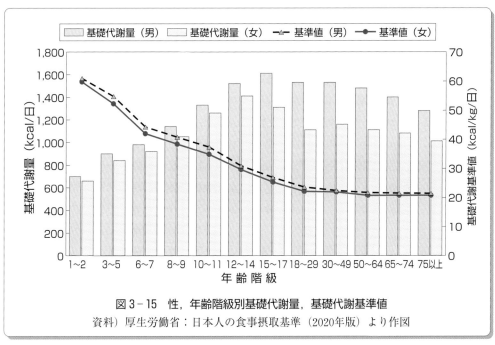

図 3-15　性，年齢階級別基礎代謝量，基礎代謝基準値
資料）厚生労働省：日本人の食事摂取基準（2020年版）より作図

　近年，日本の青少年の体力の低下が問題視されている。文部科学省の旧体力診断テストの合計得点の推移をみると，1980年頃を境にして低下傾向が進んでいる（図3-16）。この背景には，交通手段の発達，学習塾通い，受験勉強，テレビ・TVゲーム・コンピュータなどの室内遊びの増加，そして少子化などが指摘されている。しかし，一方では継続的にスポーツ活動を行っている子どもたちは，逆に非常に高い体力を示している。このことは子どもたちが，運動好きと運動嫌いとに二極化していることを

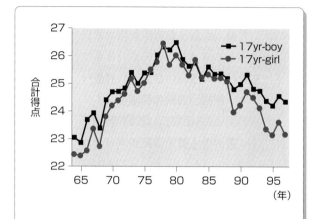

図3-16　17歳男女における体力診断テスト合計点の
経年推移（1964～1997）
出典）西嶋尚彦：「青少年の体力低下傾向」，体育の
科学，**52**（1），6（2002）

うかがわせる。運動嫌いの子どもたち
は，幼児期に基本的運動の習熟レベル
が低いまま学童期になり，初歩的ス
ポーツへの移行がうまくいかず，ス
ポーツから遠ざかってしまう。身体活
動量の低下がエネルギー消費の低下と
なり，それが肥満傾向児の増加の一因
になっている（図3-17）。性別年齢別
身長別平均体重の120％以上の者を肥
満傾向児としてその出現率をみると，
学童期における肥満傾向児は近年は減
少しているが，学童期，思春期の肥満
傾向は成人肥満に移行しやすいといわ
れているので，この時期の運動と食生
活には注意が必要である。

　これとは反対に，女子に多くみられるやせ願望による栄養不良や摂食障害にも注意
が必要である。成長期の栄養障害は，発育を阻害し，貧血，骨粗鬆症などを引き起こ
すこともある。身体がこのような状態であればますますスポーツから遠ざかることに
なり，悪循環に陥ってしまう。

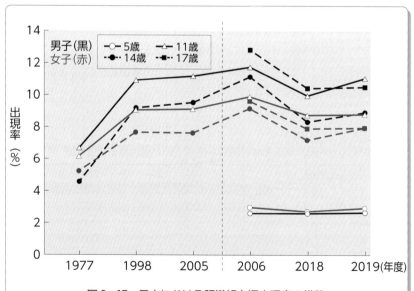

図3-17　日本における肥満傾向児出現率の推移
注）　1．2006年度から算出方法を変更しているためそれ以前と単純な比較は
できない。
　　2．5歳および17歳は2006年度から調査を実施している。
資料）文部科学省：令和元年度学校保健統計調査より作図

（2）成　人　期

　成人期は，著しい発育を遂げた小児期，思春期に続く時期で，20歳頃から高齢期に至るまでをいう。さらに**青年期**（若年成人期：20〜29歳），**壮年期**（30〜49歳），および**実年期**（中年期：50〜64歳）の3期に区分される。

　成人期は身体的および社会的にも充実，安定した時期で，いわゆる「働き盛り」といわれる最も活動的な年代である。また，身体機能の低下が始まり，生活習慣の乱れとあいまって健康を阻害する疾病が発症してくる年代でもある。また，女性においては妊娠，出産，育児という大きな役割を果たし，さらに壮年期の終わりから実年期にかけて更年期を迎え，骨粗鬆症発症のリスクが高まる時期でもある（図3-18）。

　生活習慣病の元凶である「肥満」の割合をみてみると，令和元年国民健康・栄養調査結果によると男性33.0%，女性22.3%であり，この10年間有意な増減は認められていない（図3-19）。

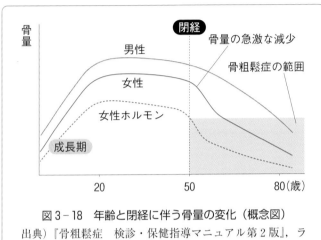

図3-18　年齢と閉経に伴う骨量の変化（概念図）
出典）『骨粗鬆症　検診・保健指導マニュアル第2版』，ライフサイエンス出版，p.3（2014）

　「健康日本21（第二次）」の男性（20〜69歳）28%まで，女性（40〜69歳）19%まで下げるという数値目標到達には厳しい現状である。一方，女性における低体重者（やせ，BMI<18.5）は，20・30歳代で約20%と高い割合を示しており（図3-20），母性の健康への悪影響を及ぼす危険性が懸念される。

1）成人期の特性

　成人期は，心身の機能の成熟期にあたるが，一方で徐々に身体機能に老化現象がみえ始め，生活習慣病を引き起こす種々の変化が顕在化してくる。また，社会や家庭では人間関係や経済問題などによるストレスにさらされることが多く，精神健康面においてもさまざまな問題に直面する時期でもある。

①　身体的特性

　a．呼吸・循環系：呼吸・循環機能のほとんどは，20歳までにピークに達し，その後徐々に低下する。安静時心拍数は目立った変化を示さないが，運動負荷時の最大心拍数は加齢に伴って減少傾向となり，心拍数の変化の幅（予備心拍数）は狭くなる。1回拍出量は，中年期以降は軽度の負荷で一定となり，それ以上の負荷になると減少する。

　b．筋　系：筋量および筋力は，20〜30歳代でピークを迎える。その後加齢とともに低下し始めるが，その割合は50歳くらいまでは小さく，50歳を超えると大きくなる。

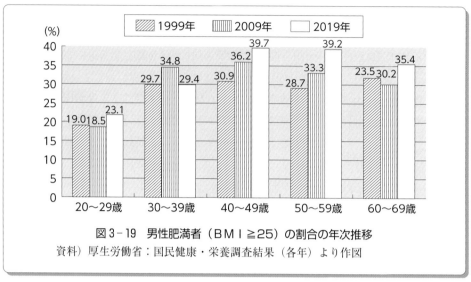

図3-19　男性肥満者（BMI≧25）の割合の年次推移
資料）厚生労働省：国民健康・栄養調査結果（各年）より作図

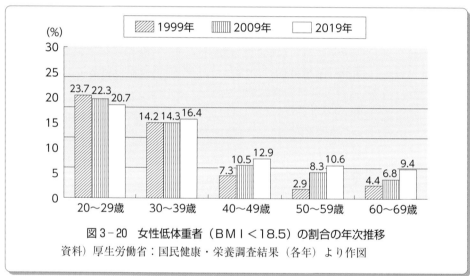

図3-20　女性低体重者（BMI＜18.5）の割合の年次推移
資料）厚生労働省：国民健康・栄養調査結果（各年）より作図

　c．骨　系：男女ともに20歳ぐらいに最大骨量を獲得する。男性は40歳くらいまで高い値をほぼ維持し，その後緩やかに減少する。これに対して，女性の骨量は30歳ぐらいから徐々に低下し始め，その速度は閉経周辺期から急激に加速し，骨折のリスクが高まる。

　②　精神的特性

　a．知的機能：就職，昇進，結婚，家族の成長と自分が置かれている環境が劇的に変化する時期である。すなわち，新しいことに挑戦し自らの人生を切り開いていく時期でもある。したがって，情報の収集および処理能力，知識および知的技能は向上し，実年期になると円熟味を帯びてくる。

　b．人　格：基本的な部分は20歳までに完成するが，その後さまざまな体験の中で変化と修正が繰り返されていく。思春期から青年前期までは「理想の大人」を追い求め，さまざまなことに挑戦するが，その後，就職，結婚，出産・育児を通して，自分の存在感を見い出すとともに，しだいに現実的，防衛的となる。壮年期後期から実年期になると，社会の中でも家庭の中でも中心的立場になり，精神機能の成熟期に入る。

　c．精神的健康状態：社会に出て就職し，仕事を遂行していく過程で生じる人間関係の問題に直面したり，壮年期以降になると，重要なポストに就き，仕事に対してさらにやりがいを感じるとともに，その責任の重さからストレスを感じることが多くなる。また，その間結婚し，家庭をもつことになる。子どもが生まれ育児や子どもの教育，それにかかる経済的負担などさまざまな問題が生じてくる。さらに，女性では更年期に伴う身体症状に加え，夫の仕事の変化による経済状況の悪化，子どもが巣立った後も，夫婦2人だけの生活になり「取り残された」ような寂しい気持ちになったり，高齢になった親の介護をしなければならなくなるなど，心身ともに負担を強いられることも出てくる。

　このように，成人期は社会的にも家庭的にも環境が著しく変化し，これに伴う人間関係や，経済的問題などによるストレスにさらされることが多い時期であり，精神的健康状態が不安定であることが多い。

　③　**社会的特性**　　職場では，成人期の中でも特に壮年期後半から実年期にかけて，責任のある重要なポストに就くことが多くなる。また，地域においても子どもの交友関係や学校関係等で多くの人と交流し，さまざまな社会的活動が求められる時期でもある。

　2）成人期のトレーニング

　就職，結婚などを機に，運動やスポーツから離れていく人が多い。令和元年国民健康・栄養調査結果では，運動習慣のある者の割合は男性で33.4％，女性で25.1％である。この10年間でみると，男性では有意な増減はないが，女性では有意に減少している（p.9図1−2参照）。男女ともに高齢者で高くなっている（図3−21）。

　成人期になると，身体諸器官の機能低下が徐々に顕在化し，肥満，動脈硬化の加速化など，生活習慣病のリスクが高くなり始めることは前述した。しかし，加齢による機能低下には個人差が大きく，すべてが減退の一途をたどるのではなく，中には生活習慣の改善，特に運動の習慣化など活動量の確保により機能維持，低下の抑制が可能であり，逆に向上・増進するものもある。また，定期的な運動・スポーツは情緒の安定や，ストレスの解消をもたらし，心の健康づくりにも有効である。したがって，忙しさの中にも有効に時間を使って，効率的に運動を行うように心がけることが重要である。

　【ねらい】
　　1．健康の保持・増進　　2．疾病の予防・改善
　　3．ストレス対策　　4．仲間づくり

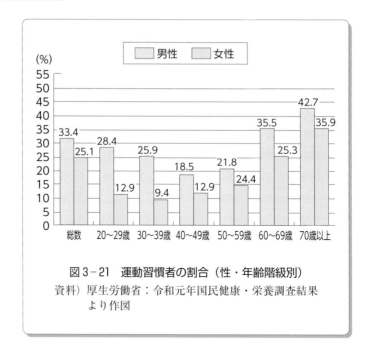

図 3-21　運動習慣者の割合（性・年齢階級別）
資料）厚生労働省：令和元年国民健康・栄養調査結果
　　　より作図

【運動の行い方】

①　**筋力運動**　　筋量の増加により，基礎代謝量が向上したり，インスリン感受性
が亢進するため，肥満や糖尿病の予防・改善に効果的である。また，女性において深
刻な健康問題である骨粗鬆症の予防・悪化抑制も期待できる。さらに，長時間同一の
姿勢や動きを伴う仕事に従事している場合，筋力のアンバランスが起きる可能性があ
るので，この改善にも効果的である。

　a．運動の種類：全身（胸部，腹部，腰背部，上肢，下肢）の筋群の向上をねらいとし
た種目を用意する。

　b．運動の行い方：男性の場合，青年期および壮年期前期ぐらいまでは，トレーニ
ングの行い方しだいで，十分な筋量および筋力向上が期待できる。マシンやフリーウ
エイト（バーベルやダンベル）を用いて，最大筋力の70〜80％の負荷で，週に2, 3回の
実施が奨められる。また，骨粗鬆症の予防・改善を目的とする場合は，自重を用いて
股関節や腰部に刺激が加わるような種目を選択するとよい。

②　**エアロビック運動**　　生活習慣病の元凶である肥満の予防・改善に最も効果的
であるので，成人期の人たちにとって重要な運動である。

　a．運動の種類：ウォーキング，ジョギング，水泳，水中歩行，自転車ペダリング
などの全身的な運動が有効である。

　b．運動の行い方：水泳や水中歩行などは，足首，膝や腰などの関節への負担が少
ないため肥満者には有効な運動である。しかし，関節への負担が軽いということは骨
への刺激が少ないことであり，閉経周辺期以降の女性において発症が心配される骨粗
鬆症の予防・悪化抑制には効果があまり期待できない。地面からの機械的刺激が十分

得られるウォーキングやジョギング，またはダンスなどと組み合わせて行うことが重要である。基本的に1日20分程度の運動を週に3，4回行うことが奨められるが，仕事や家事で時間が取れない場合は，通勤や買い物の行き帰りなどに「歩く」機会を増やすことによっても十分な運動量を確保することができる。

③　**ストレッチ運動**　　OA化の普及に伴うデスクワークなどの座業の増加，また機械化による監視業務の増加により，長時間同一の姿勢をとることが多くなったために局所的な疲労を伴うことが多くなっている。ストレッチ運動は，筋の緊張をほぐし局所疲労を取り除く効果がある。また，精神的なリラックス効果も期待できる運動であるため，ストレスの多い成人期の人にとっても重要な運動の一つである。

a．運動の種類：仕事や日常生活の中で特に酷使する部分の緊張をほぐすために，自分に必要な種目を準備する。座業や身体を使う仕事に従事する人の多くは，腰背部の筋の緊張が高まることが多い。

b．運動の行い方：場所を選ばす，手軽に実施できる運動であるため，業間や家事の合間に適宜行うことが奨められる。

④　**コーディネーション運動**　　「巧みな」身のこなしができるようになることをねらいとした運動であり，同時に体力低下防止，精神的ストレスの解消，仲間づくりにも効果的な運動である。

a．運動の種類：レジャーやゲーム性のある軽スポーツの中から，各自の健康体力水準，趣味，興味・関心，生活環境などに応じたものを選択する。

b．運動の行い方：身体が自由自在に動いた頃のイメージで運動を行うと，競争意識が生じ，無意識のうちに運動強度が安全域を超え，思わぬ大きな事故につながる危険性がある。自分のペースを守り，楽しみながら実践し，その中で少しでも「巧みな」身のこなしができるように心がけながら行うことが大切である。

3）成人期の食生活

成人期の食生活は不規則になりやすく，身体活動量の低下とあいまって，生活習慣病を引き起こす原因となっている。

①　**食生活上の特徴**　　令和元年国民健康・栄養調査結果によると，成人の栄養摂取状況は，摂取エネルギー量に占める脂肪エネルギー比率が25％を超えている人の割合が約65％と，脂質を多く含む食事を摂取している人が多い。食事状況は，食塩の摂取量の平均値は10.1gであり，男女ともにこの10年間で有意に減少し，「健康日本21（第二次）」の目標値である，8g/日に徐々に近づいている。一方，野菜摂取量の平均値は280.5gで，この10年間で有意な増減は認められない。

朝食の欠食率が高い。男女ともに20～40歳代が高率で，20歳代では男性27.9％，女性18.1％である。飲酒習慣のある人の割合はやや減少傾向にあるものの，50～60歳代男性で約40％を超えており依然高率である。

成人期は，社会あるいは家庭で中心的な立場にあり，ストレスにさらされることが多く，外食や飲酒でそれを発散する傾向にある。また，働く人たちのライフスタイル

は，深夜勤務，交代勤務，単身赴任などをはじめとした，多様な勤務形態がとられており，食生活も不規則で，外食も多くなり，飲酒量も増えるなどの食生活の乱れを引き起こす原因の一つになっている。

② **食生活上の問題点**　　成人期の食生活では，次のような栄養上の問題が生じやすい。

a．ストレスの増加：ストレスによりたんぱく質やビタミンCなどの消耗度が大きい。また，ストレス解消のために多食やアルコールの過剰摂取に陥ることがある。

b．ライフスタイルの多様化：OA化，機械化による座業，監視業務の増加，また勤務形態も深夜勤務，交代勤務，単身赴任などさまざまであり，ライフスタイル自体が多様化している。このため，外食も多くなり，食生活が不規則になる。

c．身体活動量の低下：身体活動量の低下にもかかわらず，以前の食生活を改めることなく食事をとるため，エネルギーの過剰摂取，栄養バランスの偏りが生じ，肥満の原因になる。

d．消化・吸収機能の低下：加齢による機能低下とともに，ストレス性の消化器疾患により，消化・吸収機能が低下する。

e．更年期に伴う身体の変化：女性はエストロゲンの分泌が急激に減少し，骨粗鬆症や将来の動脈硬化危険因子としての脂質異常症，高血圧症などが発症しやすくなる。

f．痩せ願望：青年期の女性では，痩せ願望が強く，ダイエット経験者の割合が多い。

③ **成人期の食生活を支援するねらい**

1．生活習慣病の予防・改善

2．健康の維持・増進

3．生活習慣（特に食習慣）の改善

4．自己管理能力の修得

④ **食生活と食事内容のあり方（留意事項）**　　前述した，成人期の食生活の特徴，問題点，さらに食生活指針を踏まえ，以下のことに留意することが大切である。

a．規則正しい食生活：1日3回の食事を規則正しくとることにより，健康的な生活リズムが生まれる。特に，朝食は1日の始まりであり，その日の活動のエネルギーを補給するという点で重要である。

b．栄養のバランスをとる：夕食に偏りがちだった食生活から，朝・昼・夕の3食にバランスよく摂取するようにかえる。夕食の多食は，生活習慣病の発症のリスクを高める。

c．外食を控える：同じ食材，同じメニューをとりがちになる。脂質，炭水化物の摂取過多，野菜不足，エネルギー過剰摂取に陥りやすい。仕事の都合上やむを得ず，外食しなければいけない場合は，できるだけ定食を選んだり，野菜サラダなどを1品加えたりして，栄養のバランスをとるよう心がける。

d．自分に見合った食事量をとる：自分の身体状況，栄養状態，身体活動量やストレス状態を知り，必要な栄養素，食事量を見極め，食事をとることが重要である。ス

トレスの多いこの時期にある人の中には，外食やアルコールの多飲などでそれを発散させていることが多いが，レジャーや運動を行い，規則正しい食生活を送ることが，生活習慣病の予防・改善につながっていく。

（3）高　齢　期

　日本の65歳以上の高齢者人口は，2020（令和2）年10月1日現在，過去最高の3,603万人となり，総人口に占める割合（高齢化率）も28.6％と過去最多を記録している（令和2年国勢調査）。今後も高齢化率は上昇を続け，2040年には35.3％，2060年には38.1％に達し，2.6人に1人が65歳以上，4人に1人が75歳以上になると推測されている。

　高齢化の急速な進行により，身体機能や生活の質の低下，さらに「認知症」や「寝たきり」が増加し，社会的負担が増大している。健康日本21（第二次）では，「健康寿命延伸の実現」を最終目標としており，この目標を達成するためのさまざまな取り組みの中でも，高齢期の身体活動・運動，栄養・食生活を中心とした生活習慣の改善が重要である。

1）高齢期の特性

　加齢とともに身体臓器や組織は形態学的に変化する。この加齢変化（老化），特に骨格筋量の減少により，筋力や歩行速度の低下など身体機能の低下が起こる（サルコペニア）。このため，外出機会の減少による社会との関係の希薄化，また心理・精神的要因ともあいまって，フレイルの状態へと進行していくことが社会問題化している。

①　身体的特性

　a．呼吸，循環系：加齢に伴い肺組織の萎縮，肺胞壁の柔軟性の低下，呼吸筋の機能低下等により，最大換気量は直線的に減少する。さらに，最大作業時の心拍数，1回拍出量の低下により最大酸素摂取量（全身持久力）も低下する。また，動脈硬化のために末梢血管抵抗が増し，高血圧傾向になっていく。

　b．神経，筋系：骨格筋の萎縮は，50歳以降顕著になり，これに伴い最大筋力や筋持久力も低下する。下肢筋量は男女とも20歳代から大きな傾きで減少し（図3−22），日常生活における活動能力の低下，外科的な障害の引き金にもなる。また，足関節の柔軟性，敏捷性や平衡性の低下は，転倒を引き起こす原因にもなる。

　c．骨　系：女性では，閉経周辺期から急激に加速した骨量の低下が若干落ちつくが，依然として男性より高率で低下し続け，さらに骨粗鬆症のリスクが高まる。身体機能の低下とあいまって，転倒→骨折→寝たきりの原因にもなる。一方，男性は実年期以降，緩やかにほぼ直線的に低下し，骨折の発症の危険性が徐々に高まる。また，男女ともに関節の変形もみられ，可動域の制限と疼痛が出現してくる。運動指導，栄養指導においてはこれらの点に十分注意する必要性がある。

　d．消化器系：高齢期になると永久歯の欠損による咀嚼力低下，食道の嚥下機能低下，胃・腸管の消化・吸収機能低下等が認められる。これらの消化器系の変化は，身体活動量の低下とともに，食物摂取量の低下や消化不良等，食生活上の問題を引き起

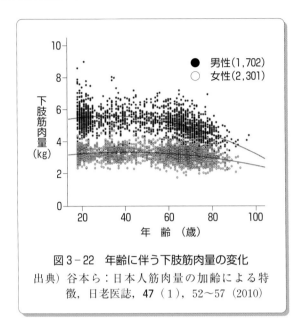

図 3 - 22　年齢に伴う下肢筋肉量の変化

出典）谷本ら：日本人筋肉量の加齢による特
　　　徴，日老医誌，**47**（1），52〜57（2010）

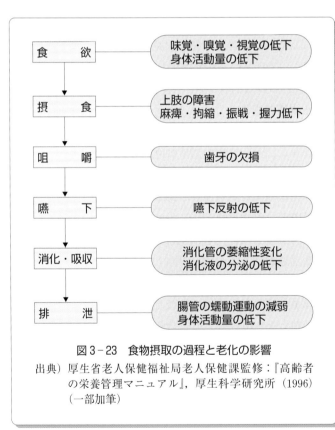

図 3 - 23　食物摂取の過程と老化の影響

出典）厚生省老人保健福祉局老人保健課監修：『高齢者
　　　の栄養管理マニュアル』，厚生科学研究所（1996）
　　　（一部加筆）

こす原因となる（図3-23）。

　e．免疫系：免疫能が低下し，生体防御機構が減弱する。このため，感染症にかかりやすく，治りにくい。

　② **精神的特性**

　a．知的機能：新しい情報を取り入れ，処理していく能力の低下により，新しい事態や課題に速やかに的確に対応することが困難になる。例えば，生活環境が変わるなど，急激に未知のものへ変化した場合，不適応を起こしやすい。このため，変化を好まない。一方，長年にわたる経験，知識や知的技能は，加齢によってほとんど低下することがない。

　b．人　格：人格の基本的な部分は青年期までに形成されるので，一般的には加齢に伴う大きな変化はないといってよい。しかし，自己中心的，保守的，固執性，懐古的思考など，高齢期特有の行動や態度がみられ，外界の刺激を受け入れなくなり，孤立化していく傾向が強い。

　c．精神的健康状態：死別，子どもの独立，退職等による収入の減少，家庭や社会における地位の低下や役割の減少，活動範囲の制限，心身の健康・生きがいの喪失など，自分の内外で失われるものが多く，これらの結果，生きる不安にさらされ，うつ状態に陥りやすい。

　③　**社会的特性**　　社会的役割，経済基盤，身体機能の変化に伴い，グループ活動や近所づき合いへの参加が減少するなど，全体として社会活動への参加が少ない傾向にあり，人間関係の交流を欠き孤立した生活を送りやすい。

　また，70歳以上で社会活動への不参加の第一の理由として，「健康・体力に不安があるから」があげられており，これは身体的な健康状態が高齢者の社会活動への参加に大きな影響を及ぼすことを意味している[1]。

　2）高齢期のトレーニング

　高齢者には，身体活動能力が高く自立した元気な人から，要支援・要介護が必要な人まで存在し，健康体力水準に幅広い個人差が認められる。また，運動に対する価値観も多様であるので，一般的なトレーニングの原則や方法のすべてを高齢者に一律に当てはめようとしても，効果が得られないばかりか，かえって健康を害することがあるので十分注意する必要がある。健康体力水準や過去の運動経験などの個人差を十分考慮して，各自の目標，必要性に合った多様性のある運動プログラムを計画・提供しなければならない。

　【ねらい】

　1．心身状態の気づき

　2．身体機能・体力の維持，低下の防止

　3．生活習慣病の予防・改善

　4．ストレス発散や気分転換

　5．仲間づくり

　高齢者は，生活のいろいろな場面で「老い」を感じることが多くなるが，これを素直に受け入れられないのが現実であろう。しかし，自分自身の心身の健康状態を知らずして，運動を効果的に行うことはできない。まず，自分自身の身体や心に目を向け，現状をしっかり把握したうえで目標を立てることが重要である。各個人に合った運動方法，生活習慣を身につけるように指導・支援する必要がある。

【運動の行い方】

　老化に伴う身体機能・体力の低下は，程度の差はあれすべての人において起こる現象である。高齢者の新体力テストの結果によると，握力や歩行能力，柔軟性など，日常生活に直結した体力要素の低下率は比較的小さいが，バランス能力など日頃の積極的な運動習慣が深く関係すると思われる体力要素の低下率は大きいことが認められている（図3-24）。このことは，高齢者の健康・体力づくりのための運動は，単に筋力や全身持久力あるいは柔軟性の向上のみを目的とするのではなく，それらを統合してさまざまな運動の場で発揮できるような能力を身につけることも重要であることを意味している。なお，高齢者の健康・体力づくりのための運動は，「QOLを高める一つの手段」としても重要であるので，身体的側面のみならず，精神的側面，社会的側面にも絶えず眼を向けておく必要がある。

　①　**筋力運動**　　神経機能，筋機能と関係のある筋力や筋持久力の維持，低下の防止を図る運動であり，高齢者にとって活動能力を高めQOLを維持するために重要な運動である。しかし，ほかの運動と比較すると，局所的な疲労（きつさ）を伴い，単調な動作の繰り返しで退屈になりがちであるために，「楽しさ」を見いだせずに習慣化できにくい運動でもある。

　a．運動の種類：普段の生活より大きな力を発揮する運動であればどのような運動でも筋肉づくり・筋力づくりになるが，自宅で手軽に効率よく実施できるという点からは，自重（体重）による運動が奨められる。また，筋量および筋力の大きな向上を目的とする場合は，自重による運動に加えて安全性の高いマシンを用いた運動が奨められる。いずれの場合も，胸部，腹部，腰背部，上肢，下肢の筋群を全身にわたってバランスよく高めるために，5～10種目程度の運動を準備する。

　b．運動の行い方：週に1～2回ぐらいでもよいから継続することが重要である。そのためには，単調にならないように，運動種目や行い方を変えたり，パートナーといっしょに行うなどにより，楽しみながら行う必要がある。また，無理をしないように常に余裕をもって終わることにも注意を払う必要がある。

　②　**エアロビック運動**　　長寿の中核ともいえる呼吸・循環機能と関係のある有酸素性持久力（全身持久力）の維持，低下の防止を図る運動である。生活習慣病の予防・改善を図ることができるので，高齢者にとって最も重要な運動である。

　a．運動の種類：ウォーキング，ジョギング，水泳，水中歩行，自転車ペダリングなどのようなリズミカルに行う全身的な運動が有効である。ダンスも体力水準に合わせて行えばよい運動である。

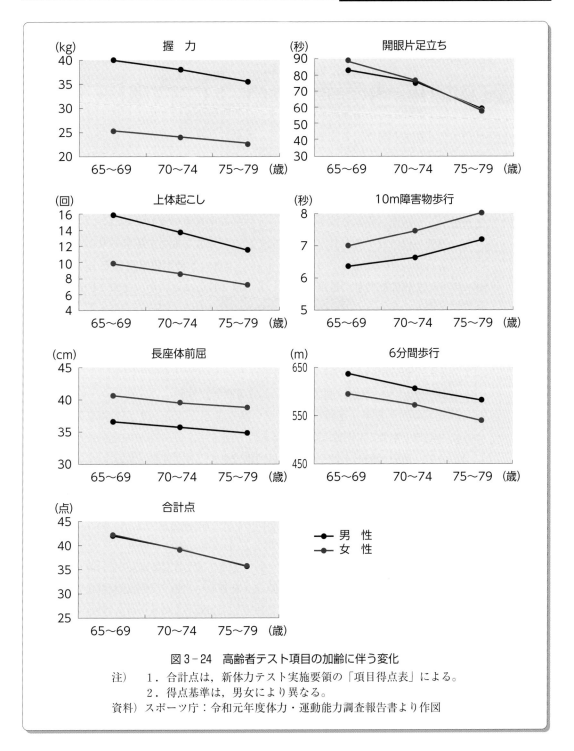

図 3 - 24　高齢者テスト項目の加齢に伴う変化

注）　1．合計点は，新体力テスト実施要領の「項目得点表」による。
　　　2．得点基準は，男女により異なる。
資料）スポーツ庁：令和元年度体力・運動能力調査報告書より作図

　b．運動の行い方：エアロビック運動は，高齢者にとって習慣化しやすく，継続率
も高い。しかし，その一方でマンネリ化する危険性もあるので，曜日によって運動種
目を変えるとか，ウォーキングやジョギングではコースを変える（平坦なコース，起伏

コース，景色を堪能するコースなど）ことなどにより，身体と心が新鮮さを感じるような工夫を行う必要がある。1日20分程度の運動を週に2，3回でもよいから，ゆったりとした気持ちで行うことが奨められる。

③　**ストレッチ運動**　　関節機能や筋機能と関係のある柔軟性（関節の可動域）の維持，低下の防止を図る運動である。また，筋の緊張をほぐすことにより，精神的なリラックス効果も期待できる運動である。柔軟性の維持，低下の防止は姿勢の改善や障害の予防にもつながるので，高齢者にとって欠かすことができない運動である。

　a．運動の種類：身体の各部位の柔軟性をバランスよく高めるために，体幹（頸部，胸部，腹部，腰背部），上肢（肩，肘，手首），下肢（股，膝，足首）の筋や腱を伸ばす運動を5〜10種目程度準備する。ラジオ体操などもよい運動である。

　b．運動の行い方：ストレッチ運動はそれほど大きな疲労を生じさせることもないので，毎日少しずつ行うことが奨められる。1日の始めの準備運動として起床後に行ったり，1日の終わりの整理運動として入浴後に行うとよい。なお，関節可動域や体型には個人差があるので，ストレッチ効果が得られる姿勢や行い方に個人差が生じる。苦痛を伴わず無理なく「伸びている感じ」，「気持ちのよい感じ」が得られる姿勢や行い方を，自分自身でみつけることが大切である。タオルなどの補助具を用いることで効果の上がる場合もある。

④　**コーディネーション運動**　　主に神経機能に関係する「器用さ」（調整力）の維持，低下の防止を図る運動である。言い換えると，「巧みな」身のこなしができるようになることをねらいとした運動である。実際には，さまざまな運動を用いることになるので，運動の場の人的，物的，場所的条件を工夫することによって，心の健康づくりや仲間づくりにも効果的な運動である。

　a．運動の種類：さまざまな運動を巧みにできるようにするために，各種の体操，ダンス，遊戯，ゲーム，軽スポーツの中から，各自の健康体力水準，趣味，興味・関心，生活環境などに応じたものを選択する。

　b．運動の行い方：どのような運動であっても，少しでも「巧みな」身のこなしができるようになるために，常に「よい動き」を身につけることを心がけながら行うことが大切である。高齢者でも，今までよりも上手に行うことや新しい動きを獲得することは可能であるといわれている。上記の運動の中から各自に適した運動を生活の中に取り入れて，無理をしないで楽しみながら行うことが大切である。なお，「巧みな」身のこなしは，筋力，筋持久力，全身持久力，柔軟性などが低下したためにできないこともあるので，それらの維持，低下の防止を同時に図る必要がある。

　「高齢者」であっても，適切に運動を実施すれば，いずれの体力要素も運動・トレーニングの効果が十分期待できる。健康体力に自信があり，体力・身体機能のさらなる向上を望む高齢者には，前述した"トレーニングの基本的な考え方"（p.93〜第3章第1節参照）に添った運動・トレーニングが奨められる。

3）高齢期の食生活

　高齢者の多くは，健康づくり，中でも食生活に関して強い関心をもっている。食生活は，身体的・精神的・社会的要因に大きな影響を受けるが，前述のように高齢者においてはこれらの要因に非常に大きな個人差が存在するため，当然のことながら食生活にも大きな個人差が認められる。

　① **食生活上の特徴**　高齢者の栄養摂取状況は平均値でみる限り，魚介類，豆類，乳類，野菜類，果実類といった食品群の摂取量が成人期よりも多く，バランスのとれた食事を摂っている（令和元年国民健康・栄養調査結果）。しかし，その内訳は低栄養から過剰摂取まで幅広い分布を示す。

　高齢者の低栄養状態（図3-25）は，サルコペニアやフレイルを招く重要な因子であり（図3-26），認知症や感染症の発症率を高めるなど社会的健康問題となっている。加齢に伴う食欲の低下，高齢者を取り巻く食環境や社会環境の悪化による食事摂取量の低下等が原因で低栄養状態に陥りやすい。

　② **食生活上の問題点**　高齢期の食生活では，次のような栄養上の問題が生じやすくなる。

　a．長年にわたる嗜好の偏り：高齢者の嗜好は，長年によって培われたものである。多くの場合，摂取する食品や献立に偏りがあり，栄養素の摂取にアンバランスが生じている。

　b．味蕾の萎縮と数の減少による味覚の鈍化：特に塩味と甘味の識別能が低下するために，濃い味つけを好み，砂糖や食塩の摂取量が増大する。

　c．身体活動量および精神的健康度の低下：身体活動量の低下や精神的問題によ

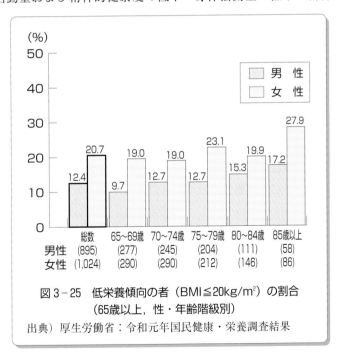

図3-25　低栄養傾向の者（BMI≦20kg/m^2）の割合
（65歳以上，性・年齢階級別）

出典）厚生労働省：令和元年国民健康・栄養調査結果

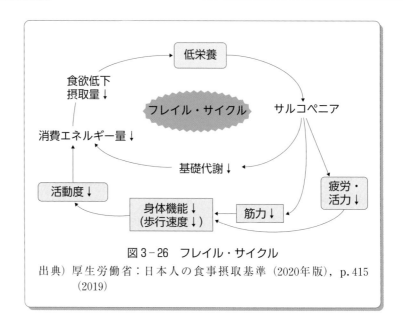

図 3-26　フレイル・サイクル

出典）厚生労働省：日本人の食事摂取基準（2020年版），p.415
（2019）

り，食欲が低下し，総エネルギー量をはじめ多くの栄養素の摂取量が不足する。

　d．胃酸分泌の低下：あっさりしたものを好むようになって脂肪の摂取量が減少
し，必須脂肪酸が欠乏しやすくなるとともに脂溶性ビタミンの吸収が悪くなる。

　e．ストレス耐性の低下：ストレスや身体活動によりたんぱく質やビタミンCなど
の消耗度が大きい。

　f．間食の増加：菓子類，炭酸飲料水，ジュースなどを摂取するようになり，砂糖
の摂取量が増大する。

③　高齢期の食生活を支援するねらい

　1．食事内容，栄養状態の把握

　2．健康の維持・増進

　3．生活習慣病の予防・改善

　4．主観的な満足感や生活の豊かさの向上

　5．コミュニケーションの改善

④　食生活と食事内容のあり方（留意事項）　　前述の高齢期の食生活の特徴，問
題点，さらに高齢者のための食生活指針を踏まえ，以下のことに留意することが大切
である。

　a．栄養のバランスをとる：1食だけでなく，朝食・昼食・夕食でのバランスをと
ることが大切である。1回に十分な量を食べられないために，1日3回の食事でバラ
ンスよく栄養量を満たすことが重要である。特に，身体機能の改善や低下予防を目的
として運動を定期的に実施する場合には，栄養が十分でなければその効果が期待でき
ないばかりか，かえって悪化させる危険性があるので，たんぱく質，カルシウム，ビ
タミンCの摂取量に配慮する必要がある。

　　b．嗜好の偏り，味覚の変化に注意しながら，食欲をそそる工夫をする：高齢者の嗜好は，長い人生で培われたものであり偏りがある。また，味覚の鈍化により濃い味を好む傾向がある。これらを無理に変えてしまうと食欲の低下につながるので，調味料などを上手に使って味つけにメリハリをつけるなどの工夫をして，さしつかえのないかぎり好みの素材や味つけを取り入れる。また，食欲をそそるような盛りつけ，彩り，器との調和を考える。

　　c．食べやすく飲み込みやすい調理法に注意する：高齢者は，咀嚼力，嚥下能力，消化能力が低下している。したがって，咀嚼しやすく誤嚥しないような食物形態にして食材を提供するように心がける。

　　d．できるだけ簡単に食事の準備ができるような方法を提示する：高齢になればなるほど調理の負担感が増し，このことが偏食や食事量の減少を招く原因となっている。したがって，外食や既製品の利用の仕方，調理操作が容易なメニューを提示するなどの配慮が必要である。

　　e．生活を楽しむための食事に配慮する：高齢者の生活は活動範囲がせまくなり，変化に乏しくなりがちである。この中にあって，毎日の3度の食事は楽しみを感じるひと時であり，生活に変化や潤いをもたらすような工夫が必要である。

3.2　競　技　者

（1）競技者のトレーニング

　「日常生活では必要としない特別な運動をして，からだの運動遂行能力を向上させること，とくに，からだの発揮するパワーを増大させること」[2]とは，宮下によるトレーニングの定義である。競技者は，さらなる競技パフォーマンス向上のために種々のトレーニングを行っている。

　体力は，形態と機能の2つに分類できる。形態は，身長，体重，胸囲，皮下脂肪厚などである。機能については，筋力，瞬発力，敏捷性，持久性，柔軟性などを測定することが多い。競技者が行う体力測定では，特にそれぞれの競技に重要な測定項目を継続的かつ定期的に行うことが重要である。体力測定の結果から現在の体力とトレーニングプログラムを評価し，競技者へフィードバックすることは，競技パフォーマンス向上の手がかりを与えることになる。

　一口に競技者のトレーニングといっても，スポーツ種目により筋力，瞬発力や持久力などの重要度は異なる（表3-8）。そこで，一般的には表3-9のようにスポーツ種目をエネルギー供給機構から分類している。この分類に従って，パワーの種類によるトレーニングの特徴を説明する。

1）ハイパワートレーニング

　パワーは，"力×速度"で表されることからわかるように，発揮される筋力と動作速度の積ということになる。最大パワーが発揮されるのは，最大筋力の約30%の時である（図3-27）。つまり，負荷重量を大きくするトレーニングでは，動作速度が低く

表3-8　競技選手の体脂肪率，最大無酸素性パワーと最大酸素摂取量の比較（mean±S.D.）

			(n)	体脂肪率 (%)	最大無酸素性パワー watt/bw	最大酸素摂取量 ml/kg/min	(n)*
男子	野球	プロ	71	15.6±4.2	14.6±1.6	52.7±4.8	14
		実業団	66	13.5±2.9	14.9±1.7	52.8±5.2	7
		高校	9	11.7±0.8	13.5±1.2		
	サッカー	プロ	23	11.5±1.8	17.5±2.2	53.4±5.5	15
		大学	22		14.6±1.5		
	ハンドボール	日本代表	30		14.3±1.3	54.1±4.6	30
	バレーボール	実業団	30	11.6±2.4	14.6±1.3		
		大学	30	11.8±2.1	15.6±1.6		
	ホッケー	実業団	31		14.4±1.4	57.5±4.7	31
	ラグビー	実業団・大学	7	16.9±5.4	13.2±1.1		
		高校	19	15.5±4.8	14.5±1.6	49.5±3.9	19
	バスケットボール	高校	19	13.8±3.1	14.1±1.6	54.2±4.6	19
	陸上競技	短距離（ジュニア）	35	7.4±1.8	16.7±1.9		
		跳躍（ジュニア）	18	10.4±1.3	14.4±5.3		
		長距離（シニア）	31	9.9±1.5		71.1±4.1	29
	漕艇	実業団	7	15.5±2.5	15.0±1.3	53.3±2.5	7
		高校	6	16.0±2.6	14.4±2.0	55.6±5.7	6
	スキー	アルペン（日本代表）	14	12.3±1.4	17.7±1.1	60.5±3.9	14
		クロスカントリー	9	10.6±1.2	14.7±1.2	74.6±3.7	9
	水泳競技	競泳	6	11.7±4.0	13.6±1.2	57.8±3.8	6
	自転車	S級	17	15.6±4.4	16.5±1.2	56.6±2.7	17
女子	サッカー	クラブチーム	20	25.2±4.5	11.2±1.5	48.5±4.3	20
	ハンドボール	日本代表（含ジュニア代表）	72		11.7±1.3	48.5±4.3	69
	バレーボール	大学	13	19.0±5.4	10.9±1.5		
	バスケットボール	実業団と大学	39	19.8±4.0	11.6±1.7	49.9±4.2	39
	陸上競技	短距離（ジュニア）	12	15.3±2.0	13.5±1.7		
		跳躍（ジュニア）	7	16.4±3.5	13.2±0.6		
		長距離（シニア）	23	15.4±4.0	9.9±1.5	58.7±4.9	97
	漕艇	実業団	17	26.3±3.4	10.6±1.2	44.0±3.5	17
		高校	13	25.0±5.6	11.1±1.9	44.7±4.0	13
	スキー	アルペン（日本代表）	5	22.8±3.2	13.0±0.3	49.2±2.0	5
	水泳競技	競泳自由形短距離	11	15.3±3.8	11.0±0.9	53.3±3.6	11
		競泳自由形長距離	5	15.5±0.8	10.1±1.2	55.2±6.5	5
	スケート	短距離	6	17.3±4.1	15.3±0.8	49.9±4.3	5
		長距離	5	20.7±1.4	13.0±0.4	47.6±3.4	5

注）　＊：最大酸素摂取量の被検者数は，体脂肪率と最大無酸素性パワーの数とは異なる
出典）スポーツ医・科学研究所：一流スポーツ選手の競技力向上の為の総合体力診断システムの開発とその種目別実用に関する研究（第4報）（1995）

表3-9　エネルギー供給機構からみたスポーツ種目

運動時間	エネルギー供給機構	スポーツの種類	パワーの種類
30秒以下	非乳酸性機構	砲丸投，100m走，盗塁 ゴルフやテニスのスイング	ハイパワー
30秒〜1分30秒	非乳酸性機構 ＋乳酸性機構	200m走，400m走 スピードスケート，100m競泳	ミドルパワー
1分30秒〜3分	乳酸性機構 ＋非乳酸性機構	800m走，体操競技 ボクシング（1ラウンド），レスリング	
3分以上	有酸素性機構	1500m競泳，クロスカントリー，マラソン	ローパワー

（Fox，1979；宮下，1996,加筆）

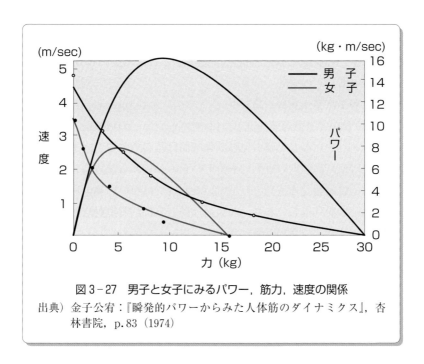

図3-27　男子と女子にみるパワー，筋力，速度の関係
出典）金子公宥：『瞬発的パワーからみた人体筋のダイナミクス』，杏林書院，p.83（1974）

なることを意味する。最大筋力は，等尺性収縮により静的に発揮された測定値を指す。最大筋力を高めることは最大パワーを高めることにもつながるが，動作速度，いわゆるスピードをおろそかにすることは望ましくない。実際の競技スポーツの場面では，最大筋力を競うのではなく，むしろ最大パワーが記録の優劣，勝敗を分けるためである。

　筋力トレーニングでは，その競技種目の試合やレースで用いられる動作に合わせたトレーニング法を考える必要がある。その運動の動作速度，動作時間や筋肉の活動様式，動作の大きさなどを考慮に入れ，負荷の大きさ，繰り返し回数，動作速度やトレーニングに用いる用具を適切に選ぶべきである。筋力トレーニングは最大筋力だけ

を求めるものではなく，動作速度に主眼を置き，パワー，柔軟性，筋持久力，調整力などと合わせてトレーニングに取り組むことが重要である。

筋力トレーニングを始める年齢は，あまり早すぎてもその効果は乏しい。男性ホルモンの分泌が盛んになり，骨の成長が終了に近づく15歳頃からが適している。これより早く始めると，成長期特有のスポーツ障害が発生する危険度が増大する。また，筋力トレーニングを行ったとしても，効率よい筋力アップにつながるとはかぎらない。

【プライオメトリックトレーニング】

爆発的なパワー発揮に有効なトレーニング法として，プライオメトリックトレーニングがある。プライオメトリックトレーニングは，素早い伸張性収縮の後に短縮性収縮を行う伸張－短縮サイクルの運動である。伸張反射や筋－腱複合体による**弾性エネルギー**の貯蔵および再利用を含め，神経－筋・腱系の調節機構へのはたらきによる運動効率の改善などの効果もある。具体的には，ドロップジャンプやハードルジャンプなど，ジャンプ系トレーニングが多く採用されている。高強度で行うプライオメトリックトレーニングでは，基礎となる筋力を十分に高めてから段階的に移行することが安全であり，効果的である。

2）ミドルパワートレーニング

サッカーやバスケットボール，バレーボールなどの球技系スポーツでは，キックやスロー，スパイクなど1回の運動動作時間はきわめて短く，ドリブルなどを含めても比較的短時間の高強度の運動であるといえる。これら球技系スポーツでは，試合を通して持続的に高強度の運動を行っているわけではない。運動パターンは高強度運動と低強度運動の繰り返しであり，間欠的運動とよばれる運動様式である。陸上の長距離走やマラソンなどで必要とされるローパワーの持久力に対し，球技スポーツなどで必要とされる間欠的な運動能力は，ミドルパワーの持久力である。

ミドルパワーの持久力を向上させるために最も重要なのは，乳酸性エネルギー供給機構を中心とした無酸素性エネルギー供給機構の強化であり，耐乳酸性能力や乳酸除去能力の向上もまた重要となる。インターバルトレーニングやサーキットトレーニングは，球技系スポーツの試合に類似した運動パターンとなるため，トレーニングとして効果的である。特にインターバルトレーニングでは，高強度運動と低強度運動の運動強度や運動時間，ならびにセット数を目的に応じて組み合わせることで，より高いトレーニング効果が得られる。

3）ローパワートレーニング

エネルギー供給機構からみると有酸素性エネルギー系が中心となり，呼吸・循環器系等の関与が大きい。全身持久力を評価するため，最大酸素摂取量やLT（lactate threshold：乳酸性作業閾値）等が評価の対象となる。LTとは運動強度を上げながら血中乳酸値を測定した時，急激にその値が上昇し始めるポイントである（p.41参照）。LTを指標としたトレーニングでは，LT強度の運動とそれよりも低強度の運動をセットとするインターバルトレーニング法もある。

【高地トレーニング】

　近年多くの一流マラソン選手が行う高地トレーニングは，全身持久力を高めるトレーニングとして常識となった。またほかの競技種目では水泳の日本選手団が，2005年にカナダのモントリオールで行われた世界選手権の前に高地合宿を行っている。高地では平地に比べ気圧が下がるため，酸素分圧も低下する。酸素分圧が低下するにつれ呼吸・循環器系へのストレスが大きくなり，酸素摂取能力は低下し，運動も制限される。そのため，平地と同等のトレーニングを行うことは難しい。そこで，高地に滞在し平地でトレーニングする方法や，標高のあまり高くない高地で滞在しトレーニングを行う方法も用いられている。高地環境への適応（馴化）が進むと，赤血球数やヘモグロビン量の増加，毛細血管網の発達，ミオグロビン量の増加などが起こる。これらの効果によって，有酸素性能力が高まる。高地に行かなくとも同様の環境を人工的につくった減圧室や低酸素室などのトレーニング・研究施設も近年増えており，その活用が期待される。

（2）競技者の食生活

　練習，トレーニングなどによる身体活動で消費されるエネルギー量をもとに，それぞれの競技種目別にエネルギー摂取量の目安が示されている（図3-28）。一般論でいえば，たんぱく質を体重1kgあたり1.4〜2.0g（摂取エネルギー比15〜18%），脂質を摂取エネルギー比25%（3,500kcal以上で30%）以下におさえ，食事のバランスをくずさないことを前提とする。しかし，同じ競技種目でも，体格やトレーニング内容により要求される栄養素の量や質は異なるため，柔軟に対応していく必要がある。

【試合期やトレーニング期における食事】

　競技者の1年間は，トレーニング期，試合期，移行期（調整期），また，競技種目によってはシーズンオフなどの期間に区分されるが，種目特性により期分けや試合期の長さ等は異なる。それぞれの時期により，目的とするトレーニングの内容が異なるため，食事内容はトレーニング内容に対応したものでなければならない。

1）トレーニング期

　トレーニング期には，長時間の走り込みや身体づくりのための筋力レーニングなどを多めに取り入れるようになる。試合期と比べ，トレーニングによる消費エネルギーは多くなり，全体的に摂取エネルギーは高くなる。また，筋力トレーニングの効果を最大限に生かすため，肉や魚，乳製品などを主とした動物性たんぱく質，豆類などの植物性たんぱく質をバランスよく摂取することが望ましい。

2）試合期

　試合期には，筋活動の中心的なエネルギー源となる糖質を重視した食事による，筋グリコーゲンの貯蔵が重要である。脂質やたんぱく質の摂取エネルギー比をおさえ，糖質の摂取比率を上げるようにする。以下に試合前の食事ポイントをあげる。

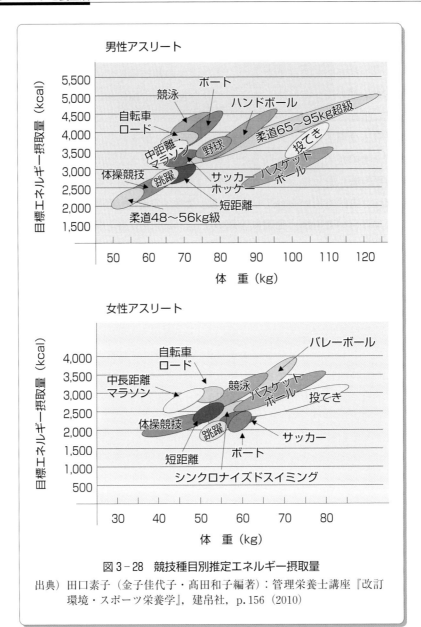

図3−28　競技種目別推定エネルギー摂取量

出典）田口素子（金子佳代子・髙田和子編著）：管理栄養士講座『改訂
　　　環境・スポーツ栄養学』，建帛社，p.156（2010）

1．糖質重視の食事

2．消化・吸収しやすい食事

3．必要以上に量を多くしない

4．脂肪含量が多い食品は避ける

5．クエン酸（レモンや酢の物，梅干など）の補給

6．刺激，興奮性の高い食品（香辛料など）は避ける

7．腸内ガスの発生が少ない食品を選択する（食物繊維の多い野菜，豆類は控える）

8．ビタミン，ミネラルの補給（食物繊維の多い野菜は避け，果物を多くとる）

　試合の3～4時間前までに食事を終えるようにする。早朝に試合がある場合は起床時刻を逆算し，朝食に糖質を多く含んだ食事をとることが大変重要である。試合直後には，速やかな水分補給が必要である。また，使用した筋グリコーゲンの回復に糖質の摂取は有効である。

【食事のタイミング】

　食事の摂取タイミングには，競技者として注意を払うべきであろう。例えば，運動後のグリコーゲン補給であるが，糖質を運動直後に摂取したほうが2時間後に摂取した場合と比べ，運動終了4時間後までのグリコーゲンの回復が速やかであったという（p.22参照）。午前と午後にそれぞれ試合がある場合や，翌日に高いパフォーマンスを発揮するためにも，運動後の速やかな食事は重要である。

3）競技者の体重減量

　競技者において体重を減らすポイントは，いかにして除脂肪体重を減らさずに体脂肪量を減らすのかということに集約される。栄養面から減量を考えれば，長期間にわたることを前提とすべきである。ごく短期間の極端な減量方法では，飲食物の制限および脱水が主となる。この種の減量方法では除脂肪体重が減少し，体力の減衰に至ることを考慮すべきである。したがって，減量期間は十分にとり，水分補給に注意を払う必要がある。また，減量幅は最大で1kg/週以内にすることが奨められる。

　44日間にわたる減量食が，女子器械体操選手の体力と身体組成に及ぼす影響を調査した報告がある。選手の好みを取り入れた減量食は，体操選手の運動強度を参考にエネルギー所要量*の60%で，たんぱく質・ミネラル・ビタミンは栄養所要量*を満たしたものであった。結果は，除脂肪体重の減少はほとんどなく，脂肪の減少による減量に成功している。全身持久力や筋機能の低下はなく，血液成分も正常範囲であった。

　競技者が行う減量では，栄養的に十分吟味された食事をとるべきで，長期間（少なくとも3週間以上）にわたる減量であることが望ましい。献立の作成などには，栄養士・管理栄養士などの専門家の助けも必要であろう。

　　＊エネルギー所要量・栄養所要量　　「日本人の食事摂取基準（2020年版）」では，各々推定エネルギー必要量，推奨量とよんでいる。

4）競技者の体重増量

　競技者の体重増量のポイントは，いかにして体脂肪量を増やさずに除脂肪体重，ひいては筋量を増加させるかという1点に絞られる。食事には，激しいトレーニングによるエネルギー消費を考慮して，糖質を十分に摂取する必要がある。同時に，筋量増加を念頭に入れた，十分なたんぱく質摂取の必要もある。食事については，主食，主菜，副菜をバランスよく摂取し，さらに乳製品を加えることも有効である。また，トレーニング前後の補給など食事回数を増やすことも効果的であろう。

5）グリコーゲンローディング（カーボローディング）

　肝臓や筋グリコーゲンがいったん枯渇状態に置かれた後，高糖質食を摂取すると貯蔵グリコーゲンレベルがもとの水準以上に蓄積される（超回復）。この原理は，マラ

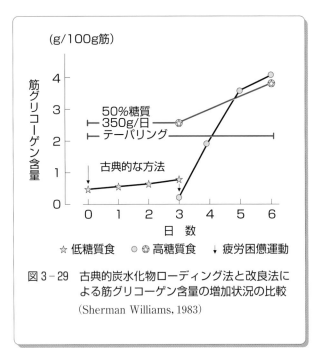

(g/100g筋)

筋グリコーゲン含量

50%糖質
350g/日
テーパリング

古典的な方法

日　数

☆ 低糖質食　○ 高糖質食　↓ 疲労困憊運動

図3-29　古典的炭水化物ローディング法と改良法による筋グリコーゲン含量の増加状況の比較
(Sherman Williams, 1983)

ソンやトライアスロンなどの選手に広く応用されている。図3-29に示すように，試合の1週間前から4日間は脂質とたんぱく質中心の低糖質食をとり，激しいトレーニングにより筋および肝グリコーゲンを枯渇状態に導く。その後，試合まで高糖質食を摂取することにより，グリコーゲン貯蔵に高い効果が得られる（古典的方法）。

　しかし現在では試合前の時期に1週間の食事コントロールを長く感じることなどから，前半の低糖質食のかわりに糖質50%程度の食事を，後半に糖質60〜70%の高糖質食を摂取する方法も考案されている。試合前1週間のトレーニングも，筋グリコーゲンが枯渇するような激しい長時間の運動ではなく，運動強度は保ち，テーパリングといわれるトレーニング時間を短く調整する方法が採用されている。

　グリコーゲンローディングは比較的安全であるが，多量の糖質が体内に入ることで血中ミネラルバランスへの影響や，体水分蓄積を伴うことも考慮に入れる必要がある。

6）水分の補給

　脱水対策を徹底させなければならない。対策は，適切なタイミングでの，こまめな給水に尽きる。のどの渇きを覚える前の給水が必要となる。のどの渇きは，体内水分の濃縮が高くなると起こる現象だが，時間的に遅延があるからである。

　体液の量や電解質濃度の恒常性が運動による発汗などでくずれないように，水分補給や電解質補給は重要である。多種類にわたる市販スポーツ飲料は，電解質を含む糖質液も多く，現在では広く普及している。摂取した糖質や電解質を利用することも考

表3-10　糖質液摂取のためのガイドライン (Gisolfi and Duchman, 1992)

1.　1時間以内の競技：6〜10%の糖質液300〜500mlを競技前（0〜15分）に摂取し，競技中は発汗量のおよそ半分の冷たい水（5〜15℃）で摂取。

2.　1〜3時間の競技：競技前に300〜500mlの水を摂取し，競技中は10〜20mEqのNa^+およびCl^-を含む6〜8%の糖質液を1時間あたり500〜1,000ml（ほとんどの競技者に見合う量は800〜1600ml）摂取。

3.　3時間を超える競技：競技前に300〜500mlの水を摂取し，競技中は1時間あたり20〜30mEqのNa^+およびCl^-を含む6〜8%の糖質液を1時間あたり500〜1,000ml摂取。

4.　運動後：30〜40mEqのNa^+およびCl^-を含む5〜10%の糖質液を，1時間あたり最低でも50gの糖質を補充するように摂取。

え，運動に先立って早めの摂取が望ましい。糖質液摂取のためのガイドラインの一例を表3-10に示す。

3.3　有疾患者
（1）高血圧症と運動療法および食事療法

　高血圧症とは動脈血圧の高い者の総称であり，循環器疾患のなかで最も頻度の高い疾患である。精神的・身体的ストレスによる一過性の血圧上昇はこれに含まれず，慢性的に最高血圧か最低血圧の一方もしくは両方が基準値（表3-11）よりも高値を示す場合のことである。高血圧は動脈硬化の代表的な危険因子の一つであり，これを放置するとより重篤な循環器疾患へと進行する可能性がある。令和元年国民健康・栄養調査結果によると，至適血圧を維持している者の割合は40～49歳の男性30.1%，女性63.8%であり，70歳以上では男性12.8%，女性15.3%にとどまっている（表3-12）。血圧降下薬服用者の割合は，特に50歳以上の年齢階級で年次的に上昇しており，1992年では70歳以上の男性38.9%であったのに対して2019年では52.8%となっている。

　健康日本21（21世紀における国民健康づくり運動）の目標の一つとして高血圧の改善が掲げられており，以下の項目を実行することにより降圧効果を期待するものとしている。

1．成人1人あたりの平均食塩摂取量を3.5g減少
2．平均カリウム摂取量を1g増量
3．肥満者（BMI25以上）を男性15%（20歳以上），女性18%（20歳以上）以下に減少
4．成人男性の多量飲酒者を1%低下
5．国民の10%が早歩きを毎日30分実行

　これらの項目はいずれも生活習慣と密接にかかわるものであり，特に適切な食生活と積極的な運動習慣を獲得することが望まれる。以下に，具体的な運動療法および食事療法について紹介する。

表3-11　成人における血圧値の分類

診察室血圧（mmHg）			分　類	家庭血圧（mmHg）		
収縮期血圧		拡張期血圧		収縮期血圧		拡張期血圧
<120	かつ	<80	正　常　血　圧	<115	かつ	<75
120～129	かつ	<80	正　常　高　値　血　圧	115～124	かつ	<75
130～139	かつ/または	80～89	高　値　血　圧	125～134	かつ/または	75～84
140～159	かつ/または	90～99	Ⅰ　度　高　血　圧	135～144	かつ/または	85～89
160～179	かつ/または	100～109	Ⅱ　度　高　血　圧	145～159	かつ/または	90～99
≧180	かつ/または	≧110	Ⅲ　度　高　血　圧	≧160	かつ/または	≧100
≧140	かつ	<90	（孤立性）収縮期高血圧	≧135	かつ	<85

出典）日本高血圧学会：『高血圧治療ガイドライン2019年版』

表3-12　血圧の状況（性・年齢階級別）　　　　　　　　　　　　　　（2019年）

		総数		至適血圧		正常血圧		正常高値血圧		Ⅰ度高血圧		Ⅱ度高血圧		Ⅲ度高血圧		（再掲）収縮期高血圧	
		人数	%	人数	%	人数	%	人数	%	人数	%	人数	%	人数	%	人数	%*
総数	総　数	2,601	100.0	770	29.6	570	21.9	494	19.0	586	22.5	155	6.0	26	1.0	530	20.4
	20〜29歳	109	100.0	84	77.1	13	11.9	8	7.3	4	3.7	0	0.0	0	0.0	4	3.7
	30〜39歳	185	100.0	137	74.1	34	18.4	6	3.2	5	2.7	1	0.5	2	1.1	0	0.0
	40〜49歳	344	100.0	178	51.7	64	18.6	44	12.8	45	13.1	10	2.9	3	0.9	18	5.2
	50〜59歳	368	100.0	124	33.7	84	22.8	62	16.8	73	19.8	19	5.2	6	1.6	37	10.1
	60〜69歳	621	100.0	109	17.6	155	25.0	147	23.7	159	25.6	44	7.1	7	1.1	138	22.2
	70歳以上	974	100.0	138	14.2	220	22.6	227	23.3	300	30.8	81	8.3	8	0.8	333	34.2
	（再掲）65〜74歳	773	100.0	118	15.3	181	23.4	180	23.3	219	28.3	65	8.4	10	1.3	219	28.3
	（再掲）75歳以上	587	100.0	75	12.8	127	21.6	138	23.5	192	32.7	51	8.7	4	0.7	217	37.0
男	総　数	1,089	100.0	237	21.8	240	22.0	247	22.7	270	24.8	80	7.3	15	1.4	230	21.1
	20〜29歳	56	100.0	39	69.6	6	10.7	7	12.5	4	7.1	0	0.0	0	0.0	4	7.1
	30〜39歳	64	100.0	36	56.3	20	31.3	4	6.3	2	3.1	1	1.6	1	1.6	0	0.0
	40〜49歳	123	100.0	37	30.1	27	22.0	21	17.1	30	24.4	6	4.9	2	1.6	8	6.5
	50〜59歳	134	100.0	32	23.9	28	20.9	22	16.4	38	28.4	10	7.5	4	3.0	16	11.9
	60〜69歳	266	100.0	36	13.5	57	21.4	69	25.9	78	29.3	21	7.9	5	1.9	65	24.4
	70歳以上	446	100.0	57	12.8	102	22.9	124	17.8	118	26.5	42	9.4	3	0.7	137	30.7
	（再掲）65〜74歳	347	100.0	44	12.7	72	20.7	91	26.2	102	29.4	32	9.2	6	1.7	98	28.2
	（再掲）75歳以上	271	100.0	33	12.2	62	22.9	77	28.4	71	26.2	27	10.0	1	0.4	87	32.1
女	総　数	1,512	100.0	533	35.3	330	21.8	247	16.3	316	20.9	75	5.0	11	0.7	300	19.8
	20〜29歳	53	100.0	45	84.9	7	13.2	1	1.9	0	0.0	0	0.0	0	0.0	0	0.0
	30〜39歳	121	100.0	101	83.5	14	11.6	2	1.7	3	2.5	0	0.0	1	0.8	0	0.0
	40〜49歳	221	100.0	141	63.8	37	13.7	32	10.4	15	6.8	4	1.8	1	0.5	10	4.5
	50〜59歳	234	100.0	92	39.3	56	23.9	40	17.1	35	15.0	9	3.8	2	0.9	21	9.0
	60〜69歳	355	100.0	73	20.6	98	27.6	78	22.0	81	22.8	23	6.5	2	0.6	73	20.6
	70歳以上	528	100.0	81	15.3	118	22.3	103	19.5	182	34.5	39	7.4	5	0.9	196	37.1
	（再掲）65〜74歳	426	100.0	74	17.4	109	25.6	89	20.9	117	27.5	33	7.7	4	0.9	121	28.4
	（再掲）75歳以上	316	100.0	42	13.3	63	20.6	61	19.3	121	38.3	24	7.6	3	0.9	130	41.1

注1）　血圧の測定を行った20歳以上の者を集計対象とした。
注2）　数値は2回の測定値の平均値を用いた。なお，1回しか測定できなかった者については，その値を採用した。
　　　＊　総数に対する割合
出典）厚生労働省：『令和元年国民健康・栄養調査結果』，p.117（2020）

1）運動療法

　運動療法実施に先立ち，対象者の身体的プロフィールを十分に把握したうえで運動処方がなされるべきである。特に，運動負荷試験は各個人の運動耐容能，最高心拍数，最大酸素摂取量，血圧反応，運動中の自覚症状など，運動処方に有益となるデータが収集できるように，運動療法参加者に対しては必ず実施すべきである（pp.99〜101参照）。運動負荷試験の結果をもとに，以下のような処方基準により運動療法が実施される。一般的にはWHOのガイドラインを参考とし，多くの成書が出されているが，今回はさらに著者が改変した内容を以下に記す。

1．運動強度：最大酸素摂取量の50％，乳酸性作業閾値水準

2．自覚的運動強度：Borgスケール11「やや楽である」〜13「ややきつい」

3．運動時間：1回30〜60分間

4．運動頻度：3〜4日/週

5．目標運動量：180分間/週

　6．運動の種類：主に歩行，自転車，水泳などの有酸素性運動

　高強度の等尺性筋力運動は，急激な血圧上昇をきたしやすいので避けるべきである。運動中の収縮期血圧が200mmHgを超えないように留意すべきである。運動中には，胸痛や下肢の疼痛等，虚血性心疾患発症を疑わせるような自覚症状や徴候が，慎重に観察・問診されるべきである。

2）食事療法

　高血圧症患者においては，運動療法と併用して食事療法を実施することが望まれる。食事療法を通して，食生活・ライフスタイルの見直しを行うべきである。

　1．エネルギー：標準体重×25〜30kcal/kg/日

　2．たんぱく質：1.0〜1.2g/kg/日

　3．脂　質：エネルギー摂取の20〜25%

　4．電解質：NaCl 5〜7g/日，K 2〜4g/日，Ca 0.6g/日，Mg 0.3g/日

　5．アルコール：過度の摂取を避ける

　肥満がみられる場合は是正すべきである。体重は血圧値と正相関を示し，血圧の強い規定因子であるので標準体重を維持することが重要となる。食塩，動物性脂肪，コレステロールを控え，食物繊維，K，Mg，Caをとるように心がける。医師，管理栄養士，看護師等のチームで指導にあたり，性急に効果を求めずに無理なく治療が進行するよう心がける必要がある。

（2）糖尿病と運動療法および食事療法

　糖尿病とは「インスリンの作用不足により起こる慢性の高血糖を主徴とする，特徴のある代謝異常をきたす疾患群」と定義される。糖尿病は，インスリン依存型糖尿病（IDDM：1型糖尿病）とインスリン非依存型糖尿病（NIDDM：2型糖尿病）とに大別される。インスリン依存型糖尿病は，膵臓のインスリンをつくりだす細胞（β細胞）が機能せず，インスリン分泌がほぼゼロになるタイプである。インスリン非依存型糖尿病は，インスリン分泌が低下しているもののゼロではなく，インスリン抵抗性（細胞でのインスリン感受性が低下状態）により作用が不足しているケースもある。日本では圧倒的に2型糖尿病が多く，生活習慣病とよばれる糖尿病はこのタイプである。

　令和元年国民健康・栄養調査結果によると，糖尿病有病者（糖尿病が強く疑われる人）の割合は男性19.7%，女性10.8%であり，このうち現在治療を受けている人（インスリン注射または血糖を下げる薬の使用）の割合は55.6%となっている。平成14年糖尿病実態調査によれば，治療を受けている人の中で糖尿病性腎症を発症したのは15.2%である。また，2020年度中に糖尿病を主原因として1,263人が視覚障害と新規に認定されている（厚生労働省「令和2年度福祉行政報告例」）。運動習慣の改善と食事療法により，このような現状を改善する必要性が高まっている。

1）運動療法

　健常者の場合と同様に糖尿病患者の運動で留意すべき点は筋骨格系の障害と心臓突

然死である。明らかな合併症がなく，著明な高血糖（空腹時血糖値250ml/dl以上）を認めない症例が適応であり，食事療法との併用が第一選択となる。諸検査の結果を十分踏まえたうえで以下のような運動療法が実施される。米国糖尿病学会のガイド等を参考に著者がまとめた内容を以下に記す。

　　1．運動強度：最大酸素摂取量の40〜74%
　　2．運動時間・運動頻度：1回10〜60分間，3日/週以上
　　3．運動量：運動による消費エネルギーの積算が700〜2,000kcal/週
　　4．運動の種類：有酸素性運動とレジスタンス運動

　レジスタンス運動は無酸素性運動と異なり，低負荷，高回数の筋力トレーニングであり，ダンベルやタイヤチューブ等の道具を用いるものや，対象者の体重を利用したいすからの起立・着席，片足立ちなどが含まれる。

2）食 事 療 法

　食事療法は，すべての糖尿病患者において治療の基本である。糖尿病患者のエネルギー必要量は，尿糖としてエネルギーを失っていないかぎり，健常者と同様である。

　　1．エネルギー：標準体重×25〜30kcal/kg/日
　　2．たんぱく質：1.0〜1.2g/kg/日
　　3．脂　　質：エネルギー摂取量の20〜25%
　　4．糖　　質：エネルギー摂取量の60〜65%
　　5．食　　塩：7〜10g
　　6．食物繊維：10g/1,000kcal

　必要量を食べることや低血糖について理解させ，摂取量の計量・記録を習慣化させることが重要である。外食・アルコールは，食事療法を乱す原因となりやすいので上手なとり方を指導する。食事療法の効果の判定は，適正体重が長期にわたり保たれていること，血糖コントロールが良好であること，血圧や脂質代謝が良好にコントロールされていることなどをもとに，総合的に行わなければならない。

（3）虚血性心疾患の包括的リハビリテーション

　虚血性心疾患に対する運動の効果は広く確認されてきており，回復期から維持期にかけて病院内運動療法が積極的に実施されている。前述の運動療法や食事療法はもちろんのこと，心理・精神面へのケア，生活習慣改善のための教育プログラム，患者における余暇活動のあり方や社会貢献に至るまで，多角的に患者をフォローする包括的なリハビリテーションが重要視されている。ドイツでは古くからこのようなリハビリテーションのシステムが確立されており，現在でも各国の注目を集めている。日本では日本循環器学会，日本心臓リハビリテーション学会，日本心臓病学会等の合同研究班により，「心血管疾患におけるリハビリテーションに関するガイドライン」がまとめられている[3]。

1）運動療法　維持期心筋梗塞患者の場合

1．運動強度：
- ・最大酸素摂取量の40〜60%
- ・目標心拍数（心拍数予備能の40〜60%）
  目標心拍数＝（最高心拍数−安静時心拍数）×0.4〜0.6＋安静時心拍数

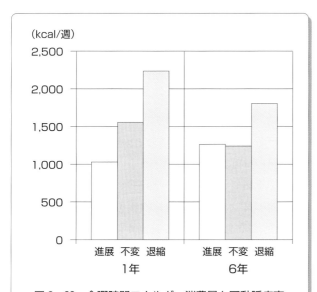

図3−30　余暇時間エネルギー消費量と冠動脈病変
出典）循環器病の診断と治療に関するガイドライン
（2006年度合同研究班）：「心血管疾患における
リハビリテーションに関するガイドライン」
（2007年改訂版）

2．運動時間：最低10分を目標とし，最終的に20〜60分間へと漸増させる

3．運動頻度：3〜5日/週

4．運動の種類：有酸素性運動を主とするがレジスタンストレーニングも適用される例がある

5．運動量：特に維持期（6年）においては約1,800kcal/週
（図3−30）

最高心拍数は「220−年齢」から推定されることもあるが，心疾患患者の運動療法においては運動負荷テストにおいて実測された最高心拍数を採用し，目標心拍数が計算されるべきである。このような計算による目標値以外にも，乳酸性作業閾値強度に相当する心拍数を目標心拍数として採用する場合もある。

　低脂肪，低コレステロール食を併用した運動療法の効果としては，1年目で2,204kcal/週の運動量が得られれば冠動脈病変は退縮が望めるとしている（図3−30）。このような運動量を達成するためには，32km/週の歩行が必要であるとされている。実際には，余暇活動における運動量の増加と日常生活の活動強度の上昇，監視下運動療法の増加などから目標運動量を目指す必要がある。

2）食事療法

　食事療法については，動脈硬化の原因を取り除き，できるかぎり心臓に負担をかけないためにもエネルギーと食塩は制限し，食事はやわらかく消化しやすいものを選び，正しい食習慣を身につける必要がある。特に発作後，食事が食べられるようになった場合には，食後の心拍数増加，血圧上昇等，心臓の負担が増加することに十分注意する必要がある。

1．エネルギー：（目標体重または調節体重[*1]×身体活動量[*2]）kcal/日
[*1]　BMI18.5〜24.9kg/m² 目標体重（IBW）を用いる

BMI27.5kg/m²〜　　　調節体重（ABW）を用いる

IBW＝身長m²×年齢別目標BMI

ABW＝［（現体重kg－IBW）×0.25］＋IBW

*² 軽い労作＝25〜30，ふつうの労作＝30〜35，重い労作＝35〜

2．たんぱく質：1.0〜1.5g/IBW/日，エネルギー摂取量の15〜20％

3．脂　　質：エネルギー摂取量の20〜30％

4．糖　　質：エネルギー摂取量の50〜60％

5．食　　塩：6g/日未満

　維持期になると，心臓の発作が頻繁に起きず，心臓病が完治したと勘違いし生活習慣が乱れることがあるので注意する必要がある。そのためにも，運動による消費エネルギーと食事による摂取エネルギーのバランスが重要であることを患者に理解させ，運動療法および食事療法の記録をつけることを習慣化することが望ましい。

3）心臓病のスポーツ・リハビリテーション

　前述の包括的なリハビリテーションを展開するために，集団スポーツを適用したスポーツ・リハビリテーションが実施されるようになった。それまでの運動療法では，歩行，自転車ペダリング等の単調な動作の連続からなる運動が適用されることが多く，長期的に運動を継続させることが困難であった。長年にわたる運動療法の動機づけに関しては，「健康づくりのための運動指針」にもあるとおり，"工夫して，楽しく運動長続き"が必要であり，工夫することとはこの場合，集団スポーツを導入することが一例となるであろう。このようなリハビリテーションを実施する場合には，多くのスタッフがチームを形成し，リハビリテーションに携わることになる（図3-31）。

　スポーツ・リハビリテーションは最近「新しいスポーツ医学の道」として臨床ス

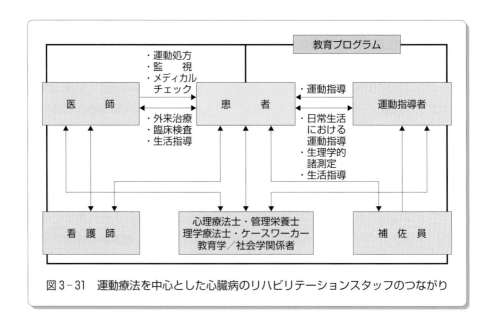

図3-31　運動療法を中心とした心臓病のリハビリテーションスタッフのつながり

ポーツ医学の分野でも重要視されてきている。この中では水中体操，歩くスキー，エアロビックダンス，卓球，太極拳，ビーチボールバレー，ゴルフなどの種目について，実践または処方基準の検討がなされている。集団でスポーツを行うことによる精神的な安心感・充実感から患者の有する不安感が軽減され，スポーツのもつ娯楽性や文化性により継続に対する動機づけが容易となる。在宅や地域における適用例によると，自己管理による患者単独の運動療法に比べ，集団スポーツによる非監視下運動療法では目標心拍数水準の運動強度が保たれ，運動耐容時間も維持できており，"楽しく，長続き"していくことが期待できる。高齢患者では遠方の病院やリハビリセンターに通うことは困難であり，各地域内には生涯的なリハビリテーションを受け入れ可能な医療施設も少ない。したがって，在宅および地域社会の中で日常的に運動療法が継続できるシステムの構築が必要であり，それに参加するスタッフには運動指導・栄養指導および介護予防指導などの能力が問われるようになるであろう。この点に関しては，社会福祉等の領域との連携が必要になると考えられる。

文　献

●引用文献
1）森谷敏夫・沢井史穂編著：『改訂版 健康づくり指導者のための高齢者向け運動指導』，（社）日本エアロビックフィットネス協会（2002）
2）宮下充正：『トレーニングの科学的基礎』，ブックハウスHD，p.10（1996）
3）日本循環器学会/日本心臓リハビリテーション学会合同ガイドライン：「2021年改訂版 心血管疾患におけるリハビリテーションに関するガイドライン」（2021）

●参考文献
・特定非営利活動法人NSCAジャパン編：『ストレングス＆コンディショニングⅠ　理論編』，大修館書店（2004）
・池上晴夫：現代の体育・スポーツ科学『新版 運動処方−理論と実際−』，朝倉書店（2001）
・池上晴夫：現代栄養科学シリーズ『運動生理学』，朝倉書店（1997）
・小林修平・樋口　満編著：『アスリートのための栄養・食事ガイド第2版』，第一出版（2006）
・高野　陽ほか：『子どもの栄養と食生活』，医歯薬出版（2003）
・日本臨床スポーツ医学会学術委員会編：『小児のスポーツと健康』，診断と治療社（1995）
・保志　宏：『ヒトの成長と老化』，てらぺいあ（1990）
・宮下充正：『子どものからだ−科学的な体力づくり−』，東京大学出版会（1980）
・中坊幸弘・山本　茂編：『栄養学各論』，講談社サイエンティフィク（1998）
・浅野勝己：『運動生理学概論』，杏林書院（2002）
・浅野勝己・田中喜代次：『健康スポーツ科学』，文光堂（2004）
・宮丸凱史：「運動能力の発達バランス」，体育の科学，**48**（9）（1998）

・西嶋尚彦：「青少年の体力低下傾向」，体育の科学，**52**（1）（2002）

・前田如矢・田中喜代次編：『健康の科学』，金芳堂（1999）

・石井　功ほか：『応用栄養学』，第一出版（2003）

・鈴木和春編著：『応用栄養学』，光生館（2004）

・伊藤昌子編：『骨粗鬆症を知る，防ぐ，治す本　－女性のための骨粗鬆症講座－』，メディカルレビュー社（2002）

・柴田　博・藤田美明・五島孜郎責任編集：『高齢者の食生活と栄養』，光生館（1994）

・厚生省老人保健福祉局老人保健課監修：『高齢者の栄養管理マニュアル』，厚生科学研究所（1996）

・竹島伸生編著：『高齢者のヘルスプロモーション』，メディカルレビュー社（2002）

・厚生労働省：『国民健康・栄養調査』，各年

・坂本静男編著：『ケーススタディ　運動療法』，杏林書院，pp.25～51（2000）

・山本順一郎編：『運動生理学』，化学同人，pp.146～159（2005）

・臨床スポーツ医学編集委員会：「生活習慣病の予防と治療」，臨床スポーツ医学，**19**，24～99（2002）

・中村丁次・松崎政三・宮本佳代子：『すぐに役立つ栄養指導マニュアル』，日本医療企画，pp.26～27（2001）

・米国糖尿病学会（中尾一和訳）：『最新糖尿病の運動療法ガイド』，メディカルレビュー社，pp.60～67（2000）

・佐藤祐造：「糖尿病・肥満に対する運動療法」，*Modern Physician*，**24**（4），436～439（2004）

・Hulhuber（川初清典・神原啓文訳）：『心筋梗塞とリハビリテーション』，杏林書院（1984）

・アメリカスポーツ医学会編：『運動処方の指針』，南江堂（2001）

・神原啓文・川初清典編著：『心臓病のスポーツ・リハビリテーション』，杏林書院（1989）

・牧田　茂・村山正博：「心臓スポーツリハビリテーション　新しいスポーツ医学の道」，臨床スポーツ医学，**22**（8）（2005）

・Shimomura, M., Hamazaki, H., Nohara, R. and Fuziwara, H.：Evaluation of nonsupervised sports rehabilitation for patients with ischemic heart disease, *Jpn. J. Adapted Sport Sci.*, **1**, 32～38（2003）

・北川　薫：『運動とスポーツの生理学』，市村出版（2001）

付　録　・　資　料

●付表1　健康づくりのための食生活指針（1985（昭和60）年　厚生省）

1. 多様な食品で栄養バランスを
   ・一日30食品を目標に
   ・主食，主菜，副菜をそろえて
2. 日常の生活活動に見合ったエネルギーを
   ・食べすぎに気をつけて，肥満を予防
   ・よくからだを動かし，食事内容にゆとりを
3. 脂肪は量と質を考えて
   ・脂肪はとりすぎないように
   ・動物性の脂肪より植物性の油を多めに
4. 食塩をとりすぎないように
   ・食塩は一日10グラム以下を目標に
   ・調理の工夫で，むりなく減塩
5. こころのふれあう楽しい食生活を
   ・食卓を家族ふれあいの場に
   ・家庭の味，手づくりのこころを大切に

●付表2　対象特性別―健康づくりのための食生活指針（1990（平成2）年　厚生省）

〔1〕成人病予防のための食生活指針
1. いろいろ食べて成人病予防
   ―主食，主菜，副菜をそろえ，目標は1日30食品
   ―いろいろ食べても，食べ過ぎないように
2. 日常生活は食事と運動のバランスで
   ―食事はいつも腹八分目
   ―運動十分で食事を楽しもう
3. 減塩で高血圧と胃がん予防
   ―塩からい食品を避け，食塩摂取は1日10グラム以下
   ―調理の工夫で，無理なく減塩
4. 脂肪を減らして心臓病予防
   ―脂肪とコレステロール摂取を控えめに
   ―動物性脂肪，植物油，魚油をバランス良く
5. 生野菜，緑黄色野菜でがん予防
   ―生野菜，緑黄色野菜を毎食の食卓に
6. 食物繊維で便秘・大腸がんを予防
   ―野菜，海藻をたっぷりと
7. カルシウムを十分とって丈夫な骨づくり
   ―骨粗しょう症の予防は青壮年期から
   ―カルシウムに富む牛乳，小魚，海藻を
8. 甘い物は程々に
   ―糖分を控えて肥満を予防
9. 禁煙，節酒で健康長寿
   ―禁煙は百益あっても一害なし
   ―百薬の長アルコールも飲み方次第
〔2〕成長期のための食生活指針
1. 子供と親を結ぶ絆としての食事―乳児期―
   ① 食事を通してのスキンシップを大切に
   ② 母乳で育つ赤ちゃん，元気
   ③ 離乳の完了，満1歳
   ④ いつでも活用，母子健康手帳
2. 食習慣の基礎づくりとしての食事―幼児期―
   ① 食事のリズム大切，規則的に
   ② 何でも食べられる元気な子
   ③ うす味と和風料理に慣れさせよう
   ④ 与えよう，牛乳・乳製品を十分に
   ⑤ 一家そろって食べる食事の楽しさを

⑥ 心掛けよう，手づくりおやつの素晴らしさ
⑦ 保育所や幼稚園での食事にも関心を
⑧ 外遊び，親子そろって習慣に
3. 食習慣の完成期としての食事―学童期―
   ① 1日3食規則的，バランスとれた良い食事
   ② 飲もう，食べよう，牛乳・乳製品
   ③ 十分に食べる習慣，野菜と果物
   ④ 食べ過ぎや偏食なしの習慣を
   ⑤ おやつには，いろんな食品や量に気配りを
   ⑥ 加工食品，インスタント食品の正しい利用
   ⑦ 楽しもう，一家団らんおいしい食事
   ⑧ 考えよう，学校給食のねらいと内容
   ⑨ つけさせよう，外に出て体を動かす習慣を
4. 食習慣の自立期としての食事―思春期―
   ① 朝，昼，晩，いつもバランス良い食事
   ② 進んでとろう，牛乳・乳製品を
   ③ 十分に食べて健康，野菜と果物
   ④ 食べ過ぎ，偏食，ダイエットにはご用心
   ⑤ 偏らない，加工食品，インスタント食品に
   ⑥ 気を付けて，夜食の内容，病気のもと
   ⑦ 楽しく食べよう，みんなで食事
   ⑧ 気を配ろう，適度な運動，健康づくり
〔3〕女性（母性を含む）のための食生活指針
1. 食生活は健康と美のみなもと
   ① 上手に食べて体の内から美しく
   ② 無茶な減量，貧血のもと
   ③ 豊富な野菜で便秘を予防
2. 新しい生命と母に良い栄養
   ① しっかり食べて，一人二役
   ② 日常の仕事，買い物，良い運動
   ③ 酒とたばこの害から胎児を守ろう
3. 次の世代に賢い食習慣を
   ① うす味のおいしさを，愛児の舌にすり込もう
   ② 自然な生活リズムを幼いときから
   ③ よく噛んで，よーく味わう習慣を

4. 食事に愛とふれ合いを
 ① 買ってきた加工食品にも手のぬくもりを
 ② 朝食はみんなの努力で勢ぞろい
 ③ 食卓は「いただきます」で始まる今日の出来ごと報告会
5. 家族の食事，主婦はドライバー
 ① 食卓で，家族の顔見て健康管理
 ② 栄養バランスは，主婦のメニューで安全運転
 ③ 調理自慢，味と見栄えに安全チェック
6. 働く女性は正しい食事で元気はつらつ
 ① 体が資本，食で健康投資
 ② 外食は新しい料理を知る良い機会
 ③ 食事づくりに趣味を見つけてストレス解消
7. 「伝統」と「創造」で新しい食文化を
 ① 「伝統」に「創造」を和えて，我が家の食文化
 ② 新しい生活の知恵で環境の変化に適応

 ③ 食文化，あなたとわたしの積み重ね
〔4〕高齢者のための食生活指針
1. 低栄養に気を付けよう
  ―体重低下は黄信号
2. 調理の工夫で多様な食生活を
  ―何でも食べよう，だが食べ過ぎに気を付けて
3. 副食から食べよう
  ―年をとったらおかずが大切
4. 食生活をリズムに乗せよう
  ―食事はゆっくり欠かさずに
5. よく体を動かそう
  ―空腹感は最高の味付け
6. 食生活の知恵を身につけよう
  ―食生活の知恵は若さと健康づくりの羅針盤
7. おいしく，楽しく，食事をとろう
  ―豊かな心が育む健やかな高齢期

●付表3　食生活指針（2016（平成28）年一部改正　旧文部省・厚生省・農林水産省）

○食事を楽しみましょう。
 ・毎日の食事で，健康寿命をのばしましょう。
 ・おいしい食事を，味わいながらゆっくりよく噛んで食べましょう。
 ・家族の団らんや人との交流を大切に，また，食事づくりに参加しましょう。
○1日の食事のリズムから，健やかな生活リズムを。
 ・朝食で，いきいきした1日を始めましょう。
 ・夜食や間食はとりすぎないようにしましょう。
 ・飲酒はほどほどにしましょう。
○適度な運動とバランスのよい食事で，適正体重の維持を。
 ・普段から体重を量り，食事量に気をつけましょう。
 ・普段から意識して身体を動かすようにしましょう。
 ・無理な減量はやめましょう。
 ・特に若年女性のやせ，高齢者の低栄養にも気をつけましょう。
○主食，主菜，副菜を基本に，食事のバランスを。
 ・多様な食品を組み合わせましょう。
 ・調理方法が偏らないようにしましょう。
 ・手作りと外食や加工食品・調理食品を上手に組み合わせましょう。
○ごはんなどの穀類をしっかりと。
 ・穀類を毎食とって，糖質からのエネルギー摂取を適正に保ちましょう。
 ・日本の気候・風土に適している米などの穀類を利用しましょう。
○野菜・果物，牛乳・乳製品，豆類，魚なども組み合わせて。
 ・たっぷり野菜と毎日の果物で，ビタミン，ミネラル，食物繊維をとりましょう。
 ・牛乳・乳製品，緑黄色野菜，豆類，小魚などで，カルシウムを十分にとりましょう。

○食塩は控えめに，脂肪は質と量を考えて。
 ・食塩の多い食品や料理を控えめにしましょう。食塩摂取量の目標値は，男性で1日8g未満，女性で7g未満とされています。
 ・動物，植物，魚由来の脂肪をバランスよくとりましょう。
 ・栄養成分表示を見て，食品や外食を選ぶ習慣を身につけましょう。
○日本の食文化や地域の産物を活かし，郷土の味の継承を。
 ・「和食」をはじめとした日本の食文化を大切にして，日々の食生活に活かしましょう。
 ・地域の産物や旬の素材を使うとともに，行事食を取り入れながら，自然の恵みや四季の変化を楽しみましょう。
 ・食材に関する知識や調理技術を身につけましょう。
 ・地域や家庭で受け継がれてきた料理や作法を伝えていきましょう。
○食料資源を大切に，無駄や廃棄の少ない食生活を。
 ・まだ食べられるのに廃棄されている食品ロスを減らしましょう。
 ・調理や保存を上手にして，食べ残しのない適量を心がけましょう。
 ・賞味期限や消費期限を考えて利用しましょう。
○「食」に関する理解を深め，食生活を見直してみましょう。
 ・子供のころから，食生活を大切にしましょう。
 ・家庭や学校，地域で，食品の安全性を含めた「食」に関する知識や理解を深め，望ましい習慣を身につけましょう。
 ・家族や仲間と，食生活を考えたり，話し合ったりしてみましょう。
 ・自分たちの健康目標をつくり，よりよい食生活を目指しましょう。

●付表 4　健康づくりのための年齢・対象別身体活動指針（1997（平成 9 ）年　厚生省）

	身体活動の種類			身体活動の強度	身体活動の時間・回数
	日常生活活動	趣味・レジャー活動	運動・スポーツ		
I. 成 長 期					
1. 幼児期（健全な心身の発育）	・買い物についていく，通園での歩行等	・屋外で行う自転車・三輪車，ブランコ，ボール遊び，鬼ごっこ等	・スポーツクラブでの運動・スポーツや身体活動を伴う習い事	・明示できないが，屋外での遊びとしての身体活動の平均時間は 1 日約60分と報告されている。	
	注意事項　①身体のいろいろな部位を使う多様な身体活動を。②傷害や突然死の予防。③身体活動が嫌いにならないために				
2. 少年期（健全な心身の発育）	・通学での歩行，自転車等	・ハイキング，海水浴等	・体操，ジョギング，水泳，スキー，各種球技，武道等	・有酸素性能力の維持・向上のための身体活動の強度は，最大酸素摂取量の60%程度，あるいはそれ以上が好ましく，主観的には「やや楽である〜ややきつい」と感じる程度となる。・筋力の維持・増強のための身体活動は，「やや重い」と感じる程度のレジスタンス運動が好ましい。	・身体活動の時間は，種目によって異なるが，1 週間で約200分は必要と考えられる。・いろいろな身体部位について，1 日10回を週 2 〜 3 回の頻度で反復するのが望ましい。
II. 青・壮年期					
1. 健康の保持・増進	・通勤や買い物での歩行等	・日曜大工，園芸，ハイキング等	・ストレッチング・軽い体操，ウォーキング，ジョギング，水中運動，スキー，サイクリング，各種球技等	・有酸素性能力の維持・向上のための身体活動の強度は，最大酸素摂取量の50〜60%程度の有酸素運動が好ましく，主観的には「楽である〜やや楽である」と感じる程度となる。・筋力の維持・増強のための身体活動は，「やや重い」と感じる程度のレジスタンス運動が好ましい。	・種目によって異なるが 1 日20分以上，その頻度は週 2 回以上が望まれ，その合計時間は最大酸素摂取量の50%程度の有酸素運動の場合，1 週間で年代によって合計140〜180分以上が必要である。・主要な身体部位について，1 日10回を週 2 〜 3 回の頻度で反復することが望まれる。
	注意事項　①医学的な有所見者の身体活動。				
2. 疾病の予防・改善（主に壮年期の医学的な有所見者）		・ダンス，ハイキング等	・ウォーキング，ジョギング，水中運動，サイクリング等	・最大酸素摂取量の50%程度あるいは主観的には「楽である」と感じる程度と設定。	・1 週間で年代によって140〜180分以上が望ましい。
3. ストレス対策		・園芸，ダンス，ハイキング，アウトドアライフ等	・ジョギングやサイクリング等，各種球技等，水泳，スキー，ゴルフ等	・基本的には健康の保持・増進のための身体活動とかわらない。ただし，その中で自分が楽しく，リラックスできる種類や状況を選択するとよい。	

III. 高 齢 期					
1. 健康の保持・増進と疾病の予防・改善（主に前期高齢者）	・散歩，買い物等	・日曜大工，園芸，ハイキング等	・ストレッチング・軽い体操，ウォーキング，ジョギング・水中運動，ゲートボール，ゴルフ等	・最大酸素摂取量の50%程度の強度の有酸素運動が望まれ，主観的には「楽である」と感じる程度となる。	・種目によって異なるが，1日20分以上，身体活動の頻度は週2回以上が望まれ，1週間で合計140分以上が望ましい。
	注意事項　①筋力低下。②運動中の内科的事故。③日常生活での事故。				
2. 自立の維持・向上（主に後期高齢者）	・散歩，掃除，買い物，料理等	・園芸等	・ストレッチング・軽い体操，ウォーキング，水中運動等	・有酸素性能力の維持・向上のための身体活動の強度は，最大酸素摂取量の40～50%，あるいは主観的には「かなり楽である～楽である」と感じる強度の有酸素運動が主体となる。・筋力の維持のための身体活動は，息を止めないで，一つの動作が20回くりかえせる程度の強度が望ましい。	・個人の体力に合わせて行うべきであり，1週間で140分を目標にする程度でよいと考えられる。・できるだけ毎日行うことが，効果をあげ，安全性を確保するためにも有効である。・週2～3回の頻度で行うことが好ましい。
3. 生きがい・満足感・コミュニケーションの獲得		・カラオケ，買い物，日曜大工，園芸，ダンス，ボランティア活動，釣り，ハイキング，登山等	・体操，ゴルフ等		
IV. 女性（母性を含む）					
1. 女性の健康の保持・増進	・散歩や買い物等	・園芸，ハイキング等	・ストレッチング・軽い体操，ウォーキング，ジョギング，水中運動，各種球技等	・成長期と青・壮年期における，健康の保持・増進のための身体活動と同様である。	
	注意事項　①生活習慣の改善。				
2. 更年期症状の軽減		・壮年期における健康の保持・増進のための身体活動や，疾病の予防のための身体活動の中から，女性が行いやすく，特に爽快感や楽しみを味わえる，運動・スポーツ，趣味，レジャー活動等を選ぶとよい。		・壮年期における健康の保持・増進のための身体活動や，疾病の予防のための身体活動と一致する。	
3. 骨粗鬆症の予防			・ジャンプや踏み込み動作を伴う各種の運動・スポーツ・レジスタンス運動等の筋力をつける身体活動・ウォーキング程度の運動・スポーツ	・基本的には成長期の健全な心身の発育のための身体活動，青・壮年期及び高齢期における健康の保持・増進のための身体活動とかわらない。	

●付表5　健康日本21（第二次）　目標等について（抜粋）

項　目			現状（H22）	目標（H34）	備　考	中間評価結果（H30.9）*2
健康寿命の延伸と健康格差の縮小の実現に関する目標						
1．健康寿命の延伸（日常生活に制限のない期間の平均の延伸）		男性	70.42年	平均寿命の増加分を上回る健康寿命の増加	厚生労働科学研究費補助金「健康寿命における将来予測と生活習慣病対策の費用対効果に関する研究」*1	a
		女性	73.62年			a
2．健康格差の縮小（日常生活に制限のない期間の平均の都道府県格差の縮小）		男性	2.79年	都道府県格差の縮小		a
		女性	2.95年			
社会生活を営むために必要な機能の維持及び向上に関する目標						
(2)次世代の健康	1．健康な生活習慣（栄養・食生活，運動）を有する子どもの割合の増加	ア　朝昼夕の三食を必ず食べることに気をつけて食事をしている子どもの割合の増加（小学5年生）	89.4%	100%に近づける	（独）日本スポーツ振興センター「児童生徒の食生活等実態調査」	a☆
		イ　運動やスポーツを習慣的にしている子どもの割合の増加（参考値：変更後）一週間の総運動時間が60分未満の子どもの割合　男子	10.5%	（変更後）減少傾向へ	文部科学省「全国体力・運動能力，運動習慣等調査」	
		女子	24.2%			
	2．適正体重の子どもの増加	ア　全出生数中の低出生体重児の割合の減少	9.6%	減少傾向へ（H26）	厚生労働省「人口動態統計」	b
		イ　肥満傾向にある子どもの割合の減少（小学5年生の中等度・高度肥満児の割合）　男子	4.60%（H23年）		文部科学省「学校保健統計調査」	
		女子	3.39%（H23年）			
(3)高齢者の健康	3．ロコモティブシンドローム（運動器症候群）を認知している国民の割合の増加		（参考値：変更後）44.4%（H27）	80.0%（H37）	公益財団法人運動器の10年・日本協会によるインターネット調査	a
	4．低栄養傾向（BMI20以下）の高齢者の割合の増加の抑制		17.4%	22.0%	厚生労働省「国民健康・栄養調査」	a
	5．足腰に痛みのある高齢者の割合の減少（千人当たり）	男性	218人	200人	厚生労働省「国民生活基礎調査」	a☆
		女性	291人	260人		
栄養・食生活，身体活動・運動，休養，飲酒，喫煙及び歯・口腔の健康に関する生活習慣及び社会環境の整備に関する目標						
(1)栄養・食生活	1．適正体重を維持している者の増加（肥満BMI25以上・やせBMI18.5未満の減少）	20～60歳代男性の肥満者割合	31.2%	28.0%	厚生労働省「国民健康・栄養調査」	b
		40～60歳代女性の肥満者割合	22.2%	19.0%		
		20歳代女性のやせの者の割合	29.0%	20.0%		
	2．適切な量と質の食事をとる者の増加	ア　主食・主菜・副菜を組み合わせた食事が1日2回以上の日がほぼ毎日の者の割合	68.1%（H23）	80.0%	内閣府「食育の現状と意識に関する調査」	b
		イ　食塩摂取量の減少	10.6g	8g	厚生労働省「国民健康・栄養調査」	
		ウ　野菜と果物の摂取量の増加　野菜摂取量の平均値	282g	350g		
		果物摂取量100g未満の者の割合	61.4%	30.0%		
	3．共食の増加（食事を一人で食べる子どもの割合の減少）	朝食　小学生	15.3%	減少傾向へ	（独）日本スポーツ振興センター「児童生徒の食生活等実態調査」	b
		中学生	33.7%			
		夕食　小学生	2.2%			
		中学生	6.0%			
(2)身体活動・運動	1．日常生活における歩数の増加	20～64歳　男性	7,841歩	9,000歩	厚生労働省「国民健康・栄養調査」	b
		女性	6,883歩	8,500歩		
		65歳以上　男性	5,628歩	7,000歩		
		女性	4,584歩	6,000歩		
	2．運動習慣者の割合の増加	20～64歳　男性	26.3%	36%		b
		女性	22.9%	33%		
		65歳以上　男性	47.6%	58%		
		女性	37.6%	48%		
	3．住民が運動しやすい街づくり・環境整備に取り組む自治体数の増加		17都道府県（H24）	47都道府県	厚生労働省健康局がん対策・健康増進課による把握	a
(3)休養	1．睡眠による休養を十分とれていない者の割合の減少		18.4%（H21）	15%	厚生労働省「国民健康・栄養調査」（20歳以上）	b
	2．週労働時間60時間以上の雇用者の割合の減少		9.3%（H23）	5.0%（H32）	総務省「労働力調査」	a☆

＊1　国民生活基礎調査をもとに算定。
＊2　策定時のベースライン値と直近の実績値を比較
　　a：改善している　　　b：変わらない　　　c：悪化している　　　d：評価困難
　　☆：現状のままでは最終評価までに目標到達が危ぶまれるもの

●付図1　推定エネルギー量を理解するための考え方

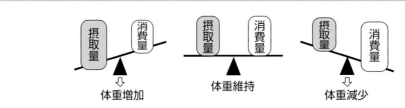

●体重を測定すると，エネルギーバランスを知ることができる（エネルギー収支バランスの基本概念）。

　成人の場合，体重を同一条件（例：毎週月曜日の朝，起床後トイレに行ってから）で定期的に測定すると，摂取エネルギー量と消費エネルギー量の関係（エネルギー収支バランス）を知ることができる。摂取エネルギー量と消費エネルギー量が等しければ，体重は維持される。摂取エネルギー量が消費エネルギー量を上回れば体重は増加，下回れば体重は減少する。発育期には，順調に発育しているか（標準的な体重増加か）なども確認する。
　出典）麻見直美・塚原典子：『好きになる栄養学』，講談社，p.13（2020）を一部改変

●付図2　日本人の食事摂取基準（2020年版）　食事摂取基準の各指標（推定平均必要量，
　　　　推奨量，目安量，耐容上限量）を理解するための概念図

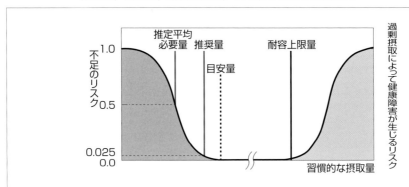

　縦軸は，個人の場合は不足または過剰によって健康障害が生じる確率を，集団の場合は不足状態にある者または過剰摂取によって健康障害を生じる者の割合を示す。
　不足の確率が推定平均必要量では0.5（50％）あり，推奨量では0.02〜0.03（中間値として0.025）（2〜3％または2.5％）あることを示す。耐容上限量以上の量を摂取した場合には過剰摂取による健康障害が生じる潜在的なリスクが存在することを示す。そして，推奨量と耐容上限量とのあいだの摂取量では，不足のリスク，過剰摂取による健康障害が生じるリスクともに0（ゼロ）に近いことを示す。目安量については，推定平均必要量及び推奨量と一定の関係をもたない。しかし，推奨量と目安量を同時に算定することが可能であれば，目安量は推奨量よりも大きい（図では右方）と考えられるため，参考として付記した。目標量は，ここに示す概念や方法とは異なる性質のものであることから，ここには図示できない。

●付表6　日本人の食事摂取基準（2020年版）栄養素の設定指標

推定平均必要量 （EAR）	ある母集団における平均必要量の推定値。ある母集団に属する50％の人が必要量を満たすと推定される1日の摂取量。
推　奨　量* （RDA）	ある母集団のほとんど（97〜98％）の人が1日の必要量を満たすと推定される1日の摂取量。
目　安　量 （AI）	推定平均必要量および推奨量を算定するのに十分な科学的根拠が得られない場合に，特定の集団の人々がある一定の栄養状態を維持するのに十分な量。特定の集団において，不足状態を示す人がほとんど観察されない量。
耐容上限量 （UL）	健康障害をもたらすリスクがないとみなされる習慣的な摂取量の上限を与える量。これを超えて摂取すると，過剰摂取によって生じる潜在的な健康障害のリスクが高まると考えられる。
目　標　量（DG）	生活習慣病の予防を目的として，現在の日本人が当面の目標とすべき摂取量。

＊理論的には「推定平均必要量＋標準偏差の2倍（2SD）」として算出

（厚生労働省：「日本人の食事摂取基準（2020年版）」より要約）

●付表7　日本人の食事摂取基準（2020年版）参照体位（参照身長，参照体重）[1]

性　別	男　性		女　性[2]	
年齢等	参照身長（cm）	参照体重（kg）	参照身長（cm）	参照体重（kg）
0〜5　（月）	61.5	6.3	60.1	5.9
6〜11　（月）	71.6	8.8	70.2	8.1
6〜8　（月）	69.8	8.4	68.3	7.8
9〜11　（月）	73.2	9.1	71.9	8.4
1〜2　（歳）	85.8	11.5	84.6	11.0
3〜5　（歳）	103.6	16.5	103.2	16.1
6〜7　（歳）	119.5	22.2	118.3	21.9
8〜9　（歳）	130.4	28.0	130.4	27.4
10〜11　（歳）	142.0	35.6	144.0	36.3
12〜14　（歳）	160.5	49.0	155.1	47.5
15〜17　（歳）	170.1	59.7	157.7	51.9
18〜29　（歳）	171.0	64.5	158.0	50.3
30〜49　（歳）	171.0	68.1	158.0	53.0
50〜64　（歳）	169.0	68.0	155.8	53.8
65〜74　（歳）	165.2	65.0	152.0	52.1
75以上　（歳）	160.8	59.6	148.0	48.8

1　0〜17歳は，日本小児内分泌学会・日本成長学会合同標準値委員会による小児の体格評価に用いる
　身長，体重の標準値を基に，年齢区分に応じて，当該月齢及び年齢区分の中央時点における中央値を
　引用した。ただし，公表数値が年齢区分と合致しない場合は，同様の方法で算出した値を用いた。18
　歳以上は，平成28年国民健康・栄養調査における当該の性及び年齢区分における身長・体重の中央値を用
　いた。
2　妊婦，授乳婦を除く。

●付表8　日本人の食事摂取基準（2020年版）　目標とするBMIの範囲（18歳以上）[1,2]

年齢（歳）	目標とするBMI（kg/m^2）
18〜49	18.5〜24.9
50〜64	20.0〜24.9
65〜74[3]	21.5〜24.9
75以上[3]	21.5〜24.9

1　男女共通。あくまでも参考として使用すべきである。
2　観察疫学研究において報告された総死亡率が最も低かったBMIを基に，疾患別の発症率とBMIの関連，死
　因とBMIとの関連，喫煙や疾患の合併によるBMIや死亡リスクへの影響，日本人のBMIの実態に配慮し，
　総合的に判断し目標とする範囲を設定。
3　高齢者では，フレイルの予防及び生活習慣病発症の予防の両者に配慮する必要があることも踏まえ，当面
　目標とするBMIの範囲を21.5〜24.9kg/m^{2}とした。

●付表9　日本人の食事摂取基準（2020年版）　基礎代謝量

性　別	男　性			女　性		
年　齢	基礎代謝基準値（kcal/kg体重/日）	参照体重（kg）	基礎代謝量（kcal/日）	基礎代謝基準値（kcal/kg体重/日）	参照体重（kg）	基礎代謝量（kcal/日）
1〜2　（歳）	61.0	11.5	700	59.7	11.0	660
3〜5　（歳）	54.8	16.5	900	52.2	16.1	840
6〜7　（歳）	44.3	22.2	980	41.9	21.9	920
8〜9　（歳）	40.8	28.0	1,140	38.3	27.4	1,050
10〜11　（歳）	37.4	35.6	1,330	34.8	36.3	1,260
12〜14　（歳）	31.0	49.0	1,520	29.6	47.5	1,410
15〜17　（歳）	27.0	59.7	1,610	25.3	51.9	1,310
18〜29　（歳）	23.7	64.5	1,530	22.1	50.3	1,110
30〜49　（歳）	22.5	68.1	1,530	21.9	53.0	1,160
50〜64　（歳）	21.8	68.0	1,480	20.7	53.8	1,110
65〜74　（歳）	21.6	65.0	1,400	20.7	52.1	1,080
75以上　（歳）	21.5	59.6	1,280	20.7	48.8	1,010

●付表10　日本人の食事摂取基準（2020年版）　身体活動レベル別に見た活動内容と活動時間の代表例

身体活動レベル[1]	低い（Ⅰ）	ふつう（Ⅱ）	高い（Ⅲ）
	1.50（1.40～1.60）	1.75（1.60～1.90）	2.00（1.90～2.20）
日常生活の内容[2]	生活の大部分が座位で，静的な活動が中心の場合	座位中心の仕事だが，職場内での移動や立位での作業・接客等，通勤・買い物での歩行，家事，軽いスポーツ，のいずれかを含む場合	移動や立位の多い仕事への従事者，あるいは，スポーツ等余暇における活発な運動習慣を持っている場合
中程度の強度（3.0～5.9メッツ）の身体活動の1日当たりの合計時間（時間／日）[3]	1.65	2.06	2.53
仕事での1日当たりの合計歩行時間（時間／日）[3]	0.25	0.54	1.00

1　代表値。（　）内はおよその範囲。　　2　Black, *et al.*, Ishikawa－Takata, *et al.*を参考に，身体活動レベル（PAL）に及ぼす仕事時間中の労作の影響が大きいことを考慮して作成。　　3　Ishikawa－Takata, *et al*による。

●付表11　日本人の食事摂取基準（2020年版）　年齢階級別に見た身体活動レベルの群分け（男女共通）

身体活動レベル	Ⅰ（低い）	Ⅱ（ふつう）	Ⅲ（高い）
1～2（歳）	－	1.35	－
3～5（歳）	－	1.45	－
6～7（歳）	1.35	1.55	1.75
8～9（歳）	1.40	1.60	1.80
10～11（歳）	1.45	1.65	1.85
12～14（歳）	1.50	1.70	1.90
15～17（歳）	1.55	1.75	1.95
18～29（歳）	1.50	1.75	2.00
30～49（歳）	1.50	1.75	2.00
50～64（歳）	1.50	1.75	2.00
65～74（歳）	1.45	1.70	1.95
75以上（歳）	1.40	1.65	－

●付表12　日本人の食事摂取基準（2020年版）エネルギーの食事摂取基準：推定エネルギー必要量（kcal／日）

性　別	男　性			女　性		
身体活動レベル[1]	Ⅰ	Ⅱ	Ⅲ	Ⅰ	Ⅱ	Ⅲ
0～5（月）	－	550	－	－	500	－
6～8（月）	－	650	－	－	600	－
9～11（月）	－	700	－	－	650	－
1～2（歳）	－	950	－	－	900	－
3～5（歳）	－	1,300	－	－	1,250	－
6～7（歳）	1,350	1,550	1,750	1,250	1,450	1,650
8～9（歳）	1,600	1,850	2,100	1,500	1,700	1,900
10～11（歳）	1,950	2,250	2,500	1,850	2,100	2,350
12～14（歳）	2,300	2,600	2,900	2,150	2,400	2,700
15～17（歳）	2,500	2,800	3,150	2,050	2,300	2,550
18～29（歳）	2,300	2,650	3,050	1,700	2,000	2,300
30～49（歳）	2,300	2,700	3,050	1,750	2,050	2,350
50～64（歳）	2,200	2,600	2,950	1,650	1,950	2,250
65～74（歳）	2,050	2,400	2,750	1,550	1,850	2,100
75以上（歳）[2]	1,800	2,100	－	1,400	1,650	－
妊婦（付加量）[3]初期				＋50	＋50	＋50
中期				＋250	＋250	＋250
後期				＋450	＋450	＋450
授乳婦（付加量）				＋350	＋350	＋350

1　身体活動レベルは，低い，ふつう，高いの三つのレベルとして，それぞれⅠ，Ⅱ，Ⅲで示した。
2　レベルⅡは自立している者，レベルⅠは自宅にいてほとんど外出しない者に相当する。レベルⅠは高齢者施設で自立に近い状態で過ごしている者にも適用できる値である。
3　妊婦個々の体格や妊娠中の体重増加量及び胎児の発育状況の評価を行うことが必要である。
注1：活用に当たっては，食事摂取状況のアセスメント，体重及びBMIの把握を行い，エネルギーの過不足は，体重の変化又はBMIを用いて評価すること。
注2：身体活動レベルⅠの場合，少ないエネルギー消費量に見合った少ないエネルギー摂取量を維持することになるため，健康の保持・増進の観点からは，身体活動量を増加させる必要がある。

●付表13　日本人の食事摂取基準（2020年版）　たんぱく質の食事摂取基準
（推定平均必要量，推奨量，目安量：g／日，目標量：％エネルギー）

性別	男性				女性			
年齢等	推定平均必要量	推奨量	目安量	目標量[1]	推定平均必要量	推奨量	目安量	目標量[1]
0〜5 （月）	−	−	10	−	−	−	10	−
6〜8 （月）	−	−	15	−	−	−	15	−
9〜11 （月）	−	−	25	−	−	−	25	−
1〜2 （歳）	15	20	−	13〜20	15	20	−	13〜20
3〜5 （歳）	20	25	−	13〜20	20	25	−	13〜20
6〜7 （歳）	25	30	−	13〜20	25	30	−	13〜20
8〜9 （歳）	30	40	−	13〜20	30	40	−	13〜20
10〜11 （歳）	40	45	−	13〜20	40	50	−	13〜20
12〜14 （歳）	50	60	−	13〜20	45	55	−	13〜20
15〜17 （歳）	50	65	−	13〜20	45	55	−	13〜20
18〜29 （歳）	50	65	−	13〜20	40	50	−	13〜20
30〜49 （歳）	50	65	−	13〜20	40	50	−	13〜20
50〜64 （歳）	50	65	−	14〜20	40	50	−	14〜20
65〜74 （歳）[2]	50	60	−	15〜20	40	50	−	15〜20
75以上 （歳）[2]	50	60	−	15〜20	40	50	−	15〜20
妊婦（付加量） 初期					+0	+0		−[3]
中期					+5	+5		−[3]
後期					+20	+25		−[4]
授乳婦（付加量）					+15	+20		−[4]

1　範囲に関しては，おおむねの値を示したものであり，弾力的に運用すること。
2　65歳以上の高齢者について，フレイル予防を目的とした量を定めることは難しいが，身長・体重が参照体位に比べて小さい者
　や，特に75歳以上であって加齢に伴い身体活動量が大きく低下した者など，必要エネルギー摂取量が低い者では，下限が推奨量
　を下回る場合があり得る。この場合でも，下限は推奨量以上とすることが望ましい。
3　妊婦（初期・中期）の目標量は，13〜20％エネルギーとした。
4　−妊婦（後期）及び授乳婦の目標量は，15〜20％エネルギーとした。

●付表14　日本人の食事摂取基準（2020年版）
脂質の食事摂取基準（％エネルギー）

性別	男性		女性	
年齢等	目安量	目標量[1]	目安量	目標量[1]
0〜5 （月）	50	−	50	−
6〜11 （月）	40	−	40	−
1〜2 （歳）	−	20〜30	−	20〜30
3〜5 （歳）	−	20〜30	−	20〜30
6〜7 （歳）	−	20〜30	−	20〜30
8〜9 （歳）	−	20〜30	−	20〜30
10〜11 （歳）	−	20〜30	−	20〜30
12〜14 （歳）	−	20〜30	−	20〜30
15〜17 （歳）	−	20〜30	−	20〜30
18〜29 （歳）	−	20〜30	−	20〜30
30〜49 （歳）	−	20〜30	−	20〜30
50〜64 （歳）	−	20〜30	−	20〜30
65〜74 （歳）	−	20〜30	−	20〜30
75以上 （歳）	−	20〜30	−	20〜30
妊婦			−	20〜30
授乳婦			−	20〜30

1　範囲については，おおむねの値を示したものである。

●付表15　日本人の食事摂取基準（2020年版）
炭水化物の食事摂取基準（％エネルギー）

	炭水化物	
性別	男性	女性
年齢等	目標量[1,2]	目標量[1,2]
0〜5 （月）	−	−
6〜11 （月）	−	−
1〜2 （歳）	50〜65	50〜65
3〜5 （歳）	50〜65	50〜65
6〜7 （歳）	50〜65	50〜65
8〜9 （歳）	50〜65	50〜65
10〜11 （歳）	50〜65	50〜65
12〜14 （歳）	50〜65	50〜65
15〜17 （歳）	50〜65	50〜65
18〜29 （歳）	50〜65	50〜65
30〜49 （歳）	50〜65	50〜65
50〜64 （歳）	50〜65	50〜65
65〜74 （歳）	50〜65	50〜65
75以上 （歳）	50〜65	50〜65
妊婦		50〜65
授乳婦		50〜65

1　範囲については，おおむねの値を示したものである。
2　アルコールを含む。ただし，アルコールの摂取を勧めるものではない。

●付表16　日本人の食事摂取基準（2020年版）エネルギー産生栄養素バランス（%エネルギー）

性　別	男　性				女　性			
	目標量[1,2]				目標量[1,2]			
年齢等	たんぱく質[3]	脂　質[4]		炭水化物[5,6]	たんぱく質[3]	脂　質[4]		炭水化物[5,6]
		脂　質	飽和脂肪酸			脂　質	飽和脂肪酸	
0〜11（月）	—	—	—	—	—	—	—	—
1〜2（歳）	13〜20	20〜30	—	50〜65	13〜20	20〜30	—	50〜65
3〜5（歳）	13〜20	20〜30	10以下	50〜65	13〜20	20〜30	10以下	50〜65
6〜7（歳）	13〜20	20〜30	10以下	50〜65	13〜20	20〜30	10以下	50〜65
8〜9（歳）	13〜20	20〜30	10以下	50〜65	13〜20	20〜30	10以下	50〜65
10〜11（歳）	13〜20	20〜30	10以下	50〜65	13〜20	20〜30	10以下	50〜65
12〜14（歳）	13〜20	20〜30	10以下	50〜65	13〜20	20〜30	10以下	50〜65
15〜17（歳）	13〜20	20〜30	8以下	50〜65	13〜20	20〜30	8以下	50〜65
18〜29（歳）	13〜20	20〜30	7以下	50〜65	13〜20	20〜30	7以下	50〜65
30〜49（歳）	13〜20	20〜30	7以下	50〜65	13〜20	20〜30	7以下	50〜65
50〜64（歳）	14〜20	20〜30	7以下	50〜65	14〜20	20〜30	7以下	50〜65
65〜74（歳）	15〜20	20〜30	7以下	50〜65	15〜20	20〜30	7以下	50〜65
75以上（歳）	15〜20	20〜30	7以下	50〜65	15〜20	20〜30	7以下	50〜65
妊　婦　初期					13〜20	20〜30	7以下	50〜65
中期					13〜20			
後期					15〜20			
授乳婦					15〜20			

1　必要なエネルギー量を確保した上でのバランスとすること。
2　範囲に関しては，おおむねの値を示したものであり，弾力的に運用すること。
3　65歳以上の高齢者について，フレイル予防を目的とした量を定めることは難しいが，身長・体重が参照体位に比べて小さい者や，特に75歳以上であって加齢に伴い身体活動量が大きく低下した者など，必要エネルギー摂取量が低い者では，下限が推奨量を下回る場合があり得る。この場合でも，下限は推奨量以上とすることが望ましい。
4　脂質については，その構成成分である飽和脂肪酸など，質への配慮を十分に行う必要がある。
5　アルコールを含む。ただし，アルコールの摂取を勧めるものではない。
6　食物繊維の目標量を十分に注意すること。

●資料1　健康づくりのための身体活動基準2013（平成25年3月）

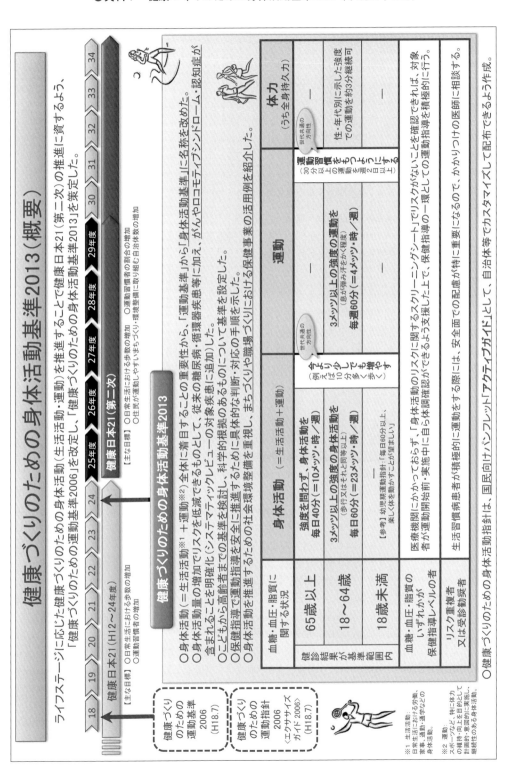

厚生労働省「健康づくりのための身体活動基準2013」（平成25年3月18日発表）より，本書に必要と思われる箇所を抜粋します。

4．個人の健康づくりのための身体活動基準

将来，生活習慣病等を発症するリスクを低減させるために，個人にとって達成することが望ましい身体活動の基準は次のとおりである。なお，研究成果を踏まえて年齢による区分を行っているが，実際に個々人に基準を適用する際には，個人差等を踏まえて柔軟に対応することが必要である。

下記の基準は，平成22～24年度厚生労働科学研究「健康づくりのための運動基準・運動指針改定ならびに普及・啓発に関する研究」（研究代表者：宮地元彦）で行われたシステマティックレビュー及びメタ解析を基盤としている。詳細は本基準掲載 参考資料1 （本書では掲載略）を参照されたい。

（1）18～64歳の基準
①身体活動量の基準（日常生活で体を動かす量の考え方）

> **＜18～64歳の身体活動（生活活動・運動）の基準＞**
> 　強度が3メッツ以上の身体活動を23メッツ・時／週行う。具体的には，歩行又はそれと同等以上の強度の身体活動を毎日60分行う。

【科学的根拠】

システマティックレビューで採択された33論文について，3メッツ以上の身体活動量と生活習慣病等及び生活機能低下のリスク低減との関係をメタ解析した結果によると，少なくとも6.6メッツ・時／週の身体活動量があれば，最も身体活動量が少ない群と比較して，リスクは14％低かった。

日本人を対象とした3論文に限定してメタ解析を行ったところ，日本人の身体活動量の平均は概ね15～20メッツ・時／週であるが，この身体活動量では生活習慣病等及び生活機能低下のリスク低減の効果を統計学的に確認できなかった。一方，身体活動量が22.5メッツ・時／週より多い者では，生活習慣病等及び生活機能低下のリスクが有意に低かった。

【基準設定の考え方】

国内外の文献を含めたメタ解析の結果は，身体活動量の基準は6.6メッツ・時／週以上であればよいことを示唆しているが，日本人を対象とした論文に限った結果では，生活習慣病等及び生活機能低下のリスクの低減効果が示されるのは22.5メッツ・時／週より多い者であったため，この範囲で基準を設定することが適切と判断した。

旧基準では，国外の7論文のメタ解析の結果から得られた基準値としては23メッツ・時／週を設定していた。今回のメタ解析の結果は，従来の23メッツ・時／週の値が最新の科学的知見，特に日本人を対象とした知見に照らしてもなお有効であることを示唆していると言える。平成18年以降，23メッツ・時／週という値が一定程度定着していると考えられることも踏まえ，引き続き23メッツ・時／週という基準を採用した。

なお，国際的には，3～6メッツの身体活動を週に150分行うことが推奨されている。これは7.5～15メッツ・時／週に相当し，上記の科学的根拠ともほぼ合致する。それにも関わらず，この新基準で6.6メッツ・時／週を直ちに採用せず，日本人を対象とした文献に限定して基準値を設定した理由は，前述のとおり日本人の身体活動量の平均値がこれを既に上回っており，4．（4）①で後述するとおり量反応関係も明確であるためである。

また，健康日本21（第二次）においては，平成34年度の時点で20～64歳の1日の歩数の平均値を男性9,000歩，女性8,500歩とすることを目指している。3メッツ以上の強度の身体活動としての23メッツ・時／週は約6,000歩に相当し，3メッツ未満の（低強度で意識されない）日常の身体活動量に相当する2,000～4,000歩を加えると，8,000～10,000歩となる。したがってこの基準は，健康日本21（第二次）の目標とも整合がとれたものとなっている。

【参考】「3メッツ以上の身体活動（歩行又はそれと同等以上の動き）」の例を示す。

詳細は参考資料2-1及び参考資料2-2の上段の表をそれぞれ参照されたい。

　　＜生活活動＞・普通歩行（3.0メッツ）　　　　　・犬の散歩をする（3.0メッツ）
　　　　　　　・そうじをする（3.3メッツ）　　　　・自転車に乗る（3.5～6.8メッツ）

・速歩きをする（4.3～5.0メッツ）　　・こどもと活発に遊ぶ（5.8メッツ）
・農作業をする（7.8メッツ）　　　　・階段を速く上る（8.8メッツ）

＜運動＞4.（1）②の【参考】「3メッツ以上の運動」の例参照。

②運動量の基準（スポーツや体力づくり運動で体を動かす量の考え方）

> **＜18～64歳の運動の基準＞**
> 　強度が3メッツ以上の運動を4メッツ・時/週行う。具体的には，息が弾み汗をかく程度の運動を毎週60分行う。

【科学的根拠】

　システマティックレビューで採択された35論文について，運動量と生活習慣病等及び生活機能低下のリスク低減との関係をメタ解析した結果によると，少なくとも2.9メッツ・時/週の運動量があれば，ほぼ運動習慣のない集団と比較して，リスクは12%低かった。

【基準設定の考え方】

　国内外の文献を含めたメタ解析の結果は，運動量の基準は2.9メッツ・時/週以上であれば，生活習慣病等及び生活機能低下のリスクを低減できることを示しており，この範囲で基準を設定することが適切と判断した。

　旧基準における運動の基準値は4メッツ・時/週であった。今回のメタ解析の結果は，従来の基準値が最新の科学的知見に照らしてもなお有効であることを示していると言える。平成18年以降，4メッツ・時/週という値が一定程度定着していることも踏まえ，引き続き4メッツ・時/週という基準を採用した。

【参考】「3メッツ以上の運動（息が弾み汗をかく程度の運動）」の例を示す。

　詳細は参考資料2－2の上段の表を参照されたい。

・ボウリング，社交ダンス（3.0メッツ）　　・自体重を使った軽い筋力トレーニング（3.5メッツ）
・ゴルフ（3.5～4.3メッツ）　　　　　　　・ラジオ体操第一（4.0メッツ）
・卓球（4.0メッツ）　　　　　　　　　　　・ウォーキング（4.3メッツ）
・野球（5.0メッツ）　　　　　　　　　　　・ゆっくりとした平泳ぎ（5.3メッツ）
・バドミントン（5.5メッツ）
・バーベルやマシーンを使った強い筋力トレーニング（6.0メッツ）
・ゆっくりとしたジョギング（6.0メッツ）　・ハイキング（6.5メッツ）
・サッカー，スキー，スケート（7.0メッツ）・テニスのシングルス（7.3メッツ）

③体力（うち全身持久力）の基準

> **＜性・年代別の全身持久力の基準＞**
> 　下表に示す強度での運動を約3分以上継続できた場合，基準を満たすと評価できる。

年　齢	18～39歳	40～59歳	60～69歳
男　性	11.0メッツ （39ml/kg/分）	10.0メッツ （35ml/kg/分）	9.0メッツ （32ml/kg/分）
女　性	9.5メッツ （33ml/kg/分）	8.5メッツ （30ml/kg/分）	7.5メッツ （26ml/kg/分）

注）表中の（　）内は最大酸素摂取量を示す。

【科学的根拠】

　システマティックレビューで採択された44論文について，全身持久力と生活習慣病等及び生活機能低下のリスク低減との関係をメタ解析等で分析した結果，日本人の性・年代別の平均以上の全身持久力を有する群は，最も全身持久力が乏しい群よりも生活習慣病等のリスクが約40%低かった。

【設定の考え方】

　生活習慣病等及び生活機能低下のリスクの低減効果を高めるためには，身体活動量を増やすだけでなく，適切な運動習慣を確立させる等して体力を向上させるような取組が必要である。体力の指標のうち，生活習慣病等の発症リスクの低減に寄与する可能性について十分な科学的根拠が示された指標は現時点で全身持久力のみである。

　旧基準では，全身持久力の基準値を最大酸素摂取量（ml/kg/分）で提示していた。この新基準では，身体活動の強度との関係が理解しやすいよう，強度の指標であるメッツでも全身持久力の基準を表示することとした。なお，ml/kg/分で表示される最大酸素摂取量の値を安静時酸素摂取量である3.5ml/kg/分で除した値の単位がメッツである。

　なお，旧基準では，20歳代から70歳代までの10歳毎の最大酸素摂取量の基準値を示していたが，新基準では，参考となる文献数が不十分な年齢層があったため，基準値を示すのは10歳毎とはしなかった。

【参考】全身持久力に関する基準値の活用方法

　○体力のアセスメント

　　10.0メッツの強度の運動，例えばランニングなら167m/分（10km/時）の速度で３分間以上継続できるのであれば，「少なくとも40～59歳男性の基準値に相当する10.0メッツの全身持久力がある」と言える。

　○至適なトレーニング強度の設定

　　基準値の50～75％の強度の運動を習慣的に（１回30分以上，週２日以上）行うことで，安全かつ効果的に基準の全身持久力を達成・維持することができる。例えば，50歳の男性の場合，至適な強度の目安として５メッツ（＝10.0メッツの50％）を推奨することができる。

（２）65歳以上の基準

<65歳以上の身体活動（生活活動・運動）の基準>

　強度を問わず，身体活動を10メッツ・時/週行う。具体的には，横になったままや座ったままにならなければどんな動きでもよいので，身体活動を毎日40分行う。

【科学的根拠】

　65歳以上を対象とし，システマティックレビューで採択された４論文について，３メッツ未満も含めた身体活動量と生活習慣病等及び生活機能低下のリスクの低減との関係をメタ解析した結果によると，身体活動が10メッツ・時/週の群では，最も身体活動量の少ない群と比較して，リスクが21％低かった。

【基準設定の考え方】

　旧基準では，70歳以上の高齢者の基準は示していなかった。しかし健康日本21（第二次）で「ライフステージに応じた」健康づくりを重視し，高齢者の健康に関する目標設定を行っていること等を踏まえ，新基準では高齢者に関する身体活動の基準を初めて策定することとした。

　高齢者がより長く自立した生活を送るためには，運動器の機能を維持する必要がある。高齢期には，骨粗鬆症に伴う易骨折性と変形性関節症等による関節の障害が合併しやすいことや，サルコペニア（加齢に伴う筋量や筋力の減少）によって寝たきり等に至るリスクが高まることが指摘されている。これらの疾病は加齢を基盤としており，身体活動不足もそれに寄与していることから，高齢期においては特に，身体活動不足に至らないよう注意喚起する基準が必要と判断した。

　なお，本基準は，高齢者の身体活動不足を予防することに主眼を置いて設定しているが，高齢者においても，可能であれば，３メッツ以上の運動を含めた身体活動に取り組み，身体活動量の維持・向上を目指すことが望ましい。

【参考】３メッツ未満の身体活動（生活活動・運動）を示す。

　詳細は参考資料２-１及び参考資料２-２の下段の表を参照されたい。

　　・皿洗いをする（1.8メッツ）　　　　・洗濯をする（2.0メッツ）
　　・立って食事の支度をする（2.0メッツ）　・こどもと軽く遊ぶ（2.2メッツ）
　　・時々立ち止まりながら買い物や散歩をする（2.0～3.0メッツ）
　　・ストレッチングをする（2.3メッツ）　・ガーデニングや水やりをする（2.3メッツ）
　　・動物の世話をする（2.3メッツ）　　　・座ってラジオ体操をする（2.8メッツ）

・ゆっくりと平地を歩く（2.8メッツ）

注）十分な体力を有する高齢者は，3メッツ以上の身体活動を行うことが望ましい。

（3）18歳未満の基準（参考）

18歳未満に関しては，身体活動（生活活動・運動）が生活習慣病等及び生活機能低下のリスクを低減する効果について十分な科学的根拠がないため，現段階では定量的な基準を設定しない。しかしながら，こどもから高齢者まで，家族がともに身体活動を楽しみながら取り組むことで，健康的な生活習慣を効果的に形成することが期待できる。そのため，18歳未満のこどもについても積極的に身体活動に取り組み，こどもの頃から生涯を通じた健康づくりが始まるという考え方を育むことが重要である。

【参考】

○幼児期運動指針について

文部科学省は平成24年3月に「幼児期運動指針」を策定し，「毎日60分以上楽しく体を動かすことが望ましい」としている。これは，3～6歳の小学校就学前のこどもを対象にし，運動習慣の基盤づくりを通して，幼児期に必要な多様な動きの獲得や体力・運動能力の基礎を培うとともに，様々な活動への意欲や社会性，創造性等を育むことを目指すものである。楽しくのびのびと体を動かす遊びを中心とすること，また，散歩や手伝い等生活の中での様々な動きを含めること，身体活動の合計を毎日60分以上にすることが推奨されている。

○学校体育における取組について

小学校，中学校，高等学校等の体育科・保健体育科については，平成20年1月の中央教育審議会答申で学習指導要領の改善が提言された。具体的には，「運動をするこどもとそうでないこどもの二極化」が認められること，「こどもの体力の低下傾向が依然深刻」であること等の課題を踏まえ，「生涯にわたって健康を保持・増進し，豊かなスポーツライフを実現することを重視し改善を図る」ことが改善の基本方針として示された。この提言に基づく見直しの結果，小学校から高等学校にかけての発達の段階を踏まえた指導内容に体系化されている。特に，体力向上については，年間の体育の授業を通じて「体つくり運動」に取り組むことと，様々な運動を体験して次第に自身の好みに応じたスポーツを選択していくという展開を組み合わせることが重視されており，成人期の身体活動（生活活動・運動）の推進の方向性と合致したものであると考えられる。

○なお，小児期については，少年野球の投手等で肘関節痛の発症が有意に高くなることが報告されている等，オーバーユース症候群にも注意を要する。

（4）全ての世代に共通する方向性

①身体活動量の方向性

> **＜全年齢層における身体活動（生活活動・運動）の考え方＞**
> 現在の身体活動量を，少しでも増やす。例えば，今より毎日10分ずつ長く歩くようにする。

【科学的根拠】

システマティックレビューで採択された26論文について，身体活動量と生活習慣病等及び生活機能低下のリスクとの量反応関係をメタ解析した結果によると，身体活動量が1メッツ・時/週増加するごとに，リスクが0.8%減少することが示唆された。これは，1日の身体活動量の2～3分の増加によって0.8%，5分で1.6%，10分で3.2%のリスク低減が期待できると解釈できる。

【考え方】

身体活動量には個人差が大きい。特に，現在の身体活動量が少ない人に対して，直ちに身体活動量23メッツ・時/週という基準（4.（1）①）を達成することを求めるのは現実的ではなく，身体活動に対する消極性を強めてしまう可能性もある。また，システマティックレビューの結果は，すでに身体活動量が基準を超えている場合であっても，さらに身体活動量を増加させることが望ましいことを意味している。そこで，新基準では，科学的根拠に基づく量反応関係を基準として明示することにより，個人差に配慮した考え方を示すこととした。

さらに，身体活動（生活活動・運動）の中でも歩数は，多くの国民にとって日常的に測定・評価できる身体活動量

の客観的指標であること，また，歩数の増加を健康日本21（第二次）の目標項目として設定していること等を踏まえ，新基準では「例えば，今より毎日10分ずつ長く歩くようにする」と表現した。

　こうした考え方は，健康日本21（第二次）が目指す「日常生活における歩数の増加」と方向性を同じくするものである。

　なお，身体活動の最短持続時間や実践頻度については，例えば「1回の身体活動で20分以上継続しなければ効果がない」といった指摘があるが，これには科学的根拠が乏しい。ごく短い時間の積み重ねでよいので，個々人のライフスタイルに合わせて毎日身体活動に取り組むことが望ましい。

②運動の方向性

＜全年齢層における運動の考え方＞

運動習慣をもつようにする。具体的には，30分以上の運動を週2日以上行う。

【科学的根拠】

　体力（全身持久力や筋力等）の向上や運動器の機能向上のためには，4メッツ・時/週に相当する1回あたり30分以上，週2日以上の運動が最低限必要であることが，過去の複数のレビューで示されている。

【考え方】

　運動習慣をもつことで生活習慣病及び生活機能低下等のリスクの低減効果が高まるのみならず，全身持久力や筋力といった体力の維持・向上に有用であること，高齢期においてはロコモティブシンドロームや軽度認知障害の改善が期待できるとの科学的根拠を踏まえ，上記4.（1）②の運動量の基準に加え，全ての世代において運動習慣を有することが望ましい。また，他の運動実践者を見かける機会が多いと自らの運動の実践につながりやすいこと，運動習慣を有する者が家族や職場の同僚等を運動の実践に誘うといった好ましい影響も見逃すことができない。

　従来，運動習慣者の割合については，国民健康・栄養調査において「1回30分以上の運動を週2日以上実施し，1年以上継続している者」の割合として把握し，健康日本21（第二次）においてもそのデータを活用して数値目標を設定している。したがって，この方向性は，運動習慣者の割合の増加を目標としている健康日本21（第二次）とも整合がとれたものとなっている。

健康づくりのための身体活動基準2013 参考資料 2−1

生活活動のメッツ表

メッツ	3メッツ以上の生活活動の例
3.0	普通歩行（平地、67m/分、犬を連れて）、電動アシスト付き自転車に乗る、家財道具の片付け、子どもの世話（立位）、台所の手伝い、大工仕事、梱包、ギター演奏（立位）
3.3	カーペット掃き、フロア掃き、掃除機、電気関係の仕事：配線工事、身体の動きを伴うスポーツ観戦
3.5	歩行（平地、75〜85m/分、ほどほどの速さ、散歩など）、楽に自転車に乗る（8.9km/時）、階段を下りる、軽い荷物運び、車の荷物の積み下ろし、荷づくり、モップがけ、床磨き、風呂掃除、庭の草むしり、子どもと遊ぶ（歩く/走る、中強度）、車椅子を押す、釣り（全般）、スクーター（原付）・オートバイの運転
4.0	自転車に乗る（≒16km/時未満、通勤）、階段を上る（ゆっくり）、動物と遊ぶ（歩く/走る、中強度）、高齢者や障がい者の介護（身支度、風呂、ベッドの乗り降り）、屋根の雪下ろし
4.3	やや速歩（平地、やや速めに＝93m/分）、苗木の植栽、農作業（家畜に餌を与える）
4.5	耕作、家の修繕
5.0	かなり速歩（平地、速く=107m/分））、動物と遊ぶ（歩く/走る、活発に）
5.5	シャベルで土や泥をすくう
5.8	子どもと遊ぶ（歩く/走る、活発に）、家具・家財道具の移動・運搬
6.0	スコップで雪かきをする
7.8	農作業（干し草をまとめる、納屋の掃除）
8.0	運搬（重い荷物）
8.3	荷物を上の階へ運ぶ
8.8	階段を上る（速く）

メッツ	3メッツ未満の生活活動の例
1.8	立位（会話、電話、読書）、皿洗い
2.0	ゆっくりした歩行（平地、非常に遅い＝53m/分未満、散歩または家の中）、料理や食材の準備（立位、座位）、洗濯、子どもを抱えながら立つ、洗車・ワックスがけ
2.2	子どもと遊ぶ（座位、軽度）
2.3	ガーデニング（コンテナを使用する）、動物の世話、ピアノの演奏
2.5	植物への水やり、子どもの世話、仕立て作業
2.8	ゆっくりした歩行（平地、遅い=53m/分）、子ども・動物と遊ぶ（立位、軽度）

【出典】厚生労働科学研究費補助金（循環器疾患・糖尿病等生活習慣病対策総合研究事業）「健康づくりのための運動基準2006改定のためのシステマティックレビュー」（研究代表者：宮地元彦）

51

運動のメッツ表

メッツ	3メッツ以上の運動の例
3.0	ボウリング、バレーボール、社交ダンス（ワルツ、サンバ、タンゴ）、ピラティス、太極拳
3.5	自転車エルゴメーター（30〜50ワット）、自体重を使った軽い筋力トレーニング（軽・中等度）、体操（家で、軽・中等度）、ゴルフ（手引きカートを使って）、カヌー
3.8	全身を使ったテレビゲーム（スポーツ・ダンス）
4.0	卓球、パワーヨガ、ラジオ体操第1
4.3	やや速歩（平地、やや速めに=93m/分）、ゴルフ（クラブを担いで運ぶ）
4.5	テニス（ダブルス）*、水中歩行（中等度）、ラジオ体操第2
4.8	水泳（ゆっくりとした背泳）
5.0	かなり速歩（平地、速く=107m/分）、野球、ソフトボール、サーフィン、バレエ（モダン、ジャズ）
5.3	水泳（ゆっくりとした平泳ぎ）、スキー、アクアビクス
5.5	バドミントン
6.0	ゆっくりとしたジョギング、ウェイトトレーニング（高強度、パワーリフティング、ボディビル）、バスケットボール、水泳（のんびり泳ぐ）
6.5	山を登る（0〜4.1kgの荷物を持って）
6.8	自転車エルゴメーター（90〜100ワット）
7.0	ジョギング、サッカー、スキー、スケート、ハンドボール*
7.3	エアロビクス、テニス（シングルス）*、山を登る（約4.5〜9.0kgの荷物を持って）
8.0	サイクリング（約20km/時）
8.3	ランニング（134m/分）、水泳（クロール、ふつうの速さ、46m/分未満）、ラグビー*
9.0	ランニング（139m/分）
9.8	ランニング（161m/分）
10.0	水泳（クロール、速い、69m/分）
10.3	武道・武術（柔道、柔術、空手、キックボクシング、テコンドー）
11.0	ランニング（188m/分）、自転車エルゴメーター（161〜200ワット）

メッツ	3メッツ未満の運動の例
2.3	ストレッチング、全身を使ったテレビゲーム（バランス運動、ヨガ）
2.5	ヨガ、ビリヤード
2.8	座って行うラジオ体操

* 試合の場合

【出典】厚生労働科学研究費補助金（循環器疾患・糖尿病等生活習慣病対策総合研究事業）
　　　「健康づくりのための運動基準2006改定のためのシステマティックレビュー」（研究代表者：宮地元彦）

52

健康づくりのための身体活動基準2013　参考資料 4−2

身体活動のリスクに関するスクリーニングシート

保健指導の一環として身体活動（生活活動・運動）に積極的に取り組むことを検討する際には、
このスクリーニングシートを活用してください。

	チェック項目	回答	
1	医師から心臓に問題があると言われたことがありますか？ （心電図検査で「異常がある」と言われたことがある場合も含みます）	はい	いいえ
2	運動をすると息切れしたり、胸部に痛みを感じたりしますか？	はい	いいえ
3	体を動かしていない時に胸部の痛みを感じたり、脈の不整を感じたりすることがありますか？	はい	いいえ
4	「たちくらみ」や「めまい」がしたり、意識を失ったことがありますか？	はい	いいえ
5	家族に原因不明で突然亡くなった人がいますか？	はい	いいえ
6	医師から足腰に障害があると言われたことがありますか？ （脊柱管狭窄症や変形性膝関節症などと診断されたことがある場合も含みます）	はい	いいえ
7	運動をすると、足腰の痛みが悪化しますか？	はい	いいえ

【参考】 Physical Activitiy Readiness Questionaire（PAR-Q）

「はい」と答えた項目が1つでもあった場合は、
身体活動による代謝効果のメリットよりも
<u>身体活動に伴うリスクが上回る可能性があります。</u>
身体活動に積極的に取り組む前に、
医師に相談してください。

すべて「いいえ」であった場合は、
参考資料5に例示する「運動開始前の
セルフチェックリスト」を確認した上で、
健康づくりのための身体活動
（特に運動）に取り組みましょう。

_____年____月____日

説明担当者 氏名：_____　　　実践者 氏名：_____
（保健指導実施者）　　　　　　　　　　　　　（保健指導対象者）

※ここでは、血糖・血圧・脂質のいずれかについて保健指導判定値以上（HDLコレステロールの場合は保健指導判定値以下）であるが
受診勧奨は要しない状態の人について活用することを主に想定していますが、こうしたリスクは健診で見出されないこともあるため、
健診結果に問題がない人であっても積極的に活用することが望まれます。
　なお、保健指導判定値等については、参考資料4−1や「標準的な健診・保健指導プログラム（改訂版）」を参照してください。
（注） 健診結果を踏まえ、すぐに医療機関を受診する必要があると指摘された場合は、かかりつけの医師のもとで、食事や身体活動等
に関する生活習慣の改善に取り組みつつ、必要に応じて薬物療法を受ける必要があります。

●資料2　健康づくりのための身体活動指針（アクティブガイド）

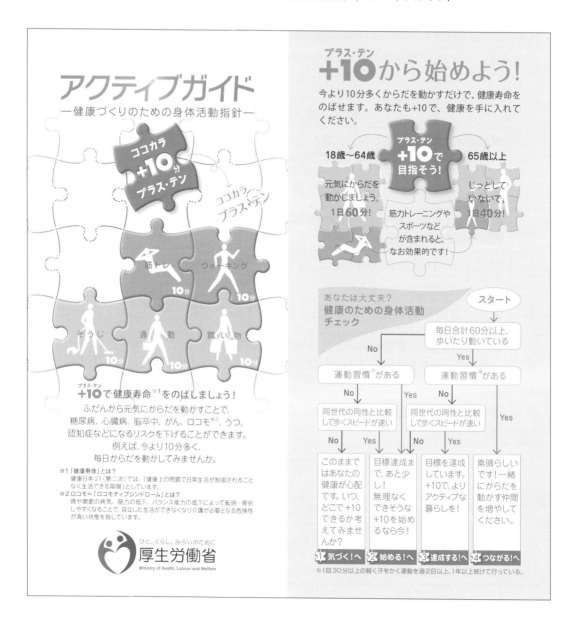

健康のための一歩を踏み出そう！

ココカラ
+10分
プラス・テン

1 気づく！

からだを動かす機会や環境は、身の回りにたくさんあります。それが「いつなのか？」「どこなのか？」、ご自身の生活や環境を振り返ってみましょう。

いつ？　どこで？

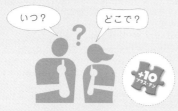

2 始める！

今より少しでも長く、少しでも元気にからだを動かすことが健康への第一歩です。+10から始めましょう。

歩幅を広くして、速く歩いて＋10！

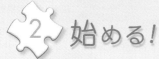

歩いたり、自転車で移動して＋10！

ながらストレッチで＋10！

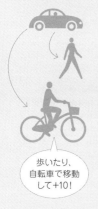

3 達成する！

目標は、1日合計60分、元気にからだを動かすことです。高齢の方は、1日合計40分が目標です。これらを通じて、体力アップを目指しましょう。

18歳〜64歳

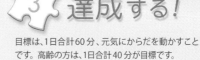

運動で体力アップ

8000歩　1日8,000歩が目安です

じっとしている時間を減らして、1日合計40分は動きましょう

65歳以上

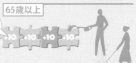

4 つながる！

一人でも多くの家族や仲間と+10を共有しましょう。一緒に行うと、楽しさや喜びが一層増します。

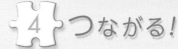

一緒に楽しく！

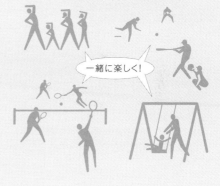

いつでもどこでも ＋10

プラス・テン

いつ＋10しますか？ あなたの1日を振り返ってみましょう。

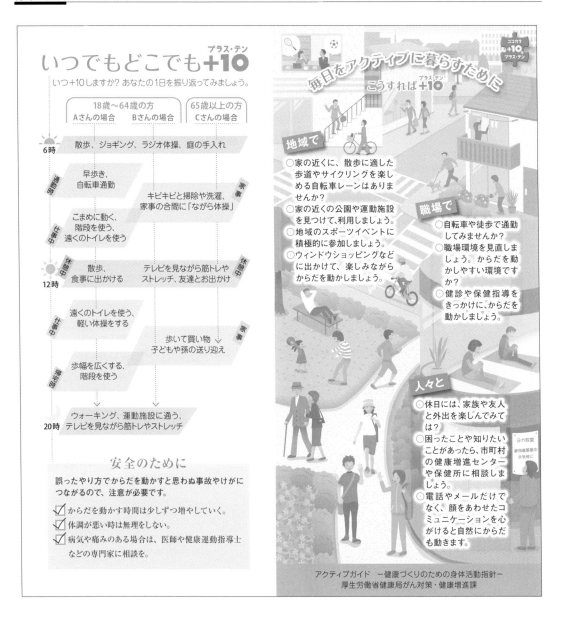

	18歳～64歳の方		65歳以上の方
	Aさんの場合	Bさんの場合	Cさんの場合

6時 散歩、ジョギング、ラジオ体操、庭の手入れ

通勤時 早歩き、自転車通勤

家事 キビキビと掃除や洗濯、家事の合間に「ながら体操」

仕事中 こまめに動く、階段を使う、遠くのトイレを使う

12時 散歩、食事に出かける ／ テレビを見ながら筋トレやストレッチ、友達とお出かけ

休憩中

仕事中 遠くのトイレを使う、軽い体操をする

家事 歩いて買い物 子どもや孫の送り迎え

帰宅時 歩幅を広くする、階段を使う

20時 ウォーキング、運動施設に通う、テレビを見ながら筋トレやストレッチ

安全のために

誤ったやり方でからだを動かすと思わぬ事故やけがにつながるので、注意が必要です。

☑ からだを動かす時間は少しずつ増やしていく。
☑ 体調が悪い時は無理をしない。
☑ 病気や痛みのある場合は、医師や健康運動指導士などの専門家に相談を。

毎日をアクティブに暮らすために

こうすれば ＋10

地域で

○ 家の近くに、散歩に適した歩道やサイクリングを楽しめる自転車レーンはありませんか？
○ 家の近くの公園や運動施設を見つけて、利用しましょう。
○ 地域のスポーツイベントに積極的に参加しましょう。
○ ウィンドウショッピングなどに出かけて、楽しみながらからだを動かしましょう。

職場で

○ 自転車や徒歩で通勤してみませんか？
○ 職場環境を見直しましょう。からだを動かしやすい環境ですか？
○ 健診や保健指導をきっかけに、からだを動かしましょう。

人々と

○ 休日には、家族や友人と外出を楽しんでみては？
○ 困ったことや知りたいことがあったら、市町村の健康増進センターや保健所に相談しましょう。
○ 電話やメールだけでなく、顔をあわせたコミュニケーションを心がけると自然にからだも動きます。

アクティブガイド　－健康づくりのための身体活動指針－
厚生労働省健康局がん対策・健康増進課

索　引

〔編　集〕

高松　薫　　筑波大学名誉教授　医学博士

山田哲雄　　関東学院大学栄養学部教授　博士（農芸化学）

〔著　者〕（五十音順）

今村裕行　元長崎国際大学健康管理学部教授　博士（工学）
　　　　　第2章2.3・2.4・2.5

奥野　直　神戸女子大学健康福祉学部教授　博士（医学）
　　　　　第2章2.1・2.2・2.7

麻見直美　筑波大学体育系教授　博士（学術）
　　　　　第2章3.5・3.6，第3章2.1・2.2・2.3・2.4・2.5

加藤　尊　朝日大学保健医療学部教授　博士（体育学）
　　　　　第1章3.1・3.2・3.3・3.4・4.1・4.2，第3章3.2

下村雅昭　京都女子大学家政学部教授　博士（医学）
　　　　　第1章2.1・2.2・2.3・5.1・5.2，第3章3.3

谷口裕美子　山梨学院大学スポーツ科学部教授　博士（医学）
　　　　　第2章1.1

豊島裕子　新渡戸文化短期大学教授　博士（医学）
　　　　　第2章1.2

橋場直彦　元東京聖栄大学健康栄養学部教授
　　　　　第2章2.6・2.8，第3章3.1（1）

福田理香　活水女子大学健康生活学部教授　博士（体育科学）
　　　　　第1章1.1・1.2・1.3，第3章1.1・1.2・1.3・1.4・3.1（2）・3.1（3）

山田哲雄　関東学院大学栄養学部教授　博士（農芸化学）
　　　　　第1章1.1・1.2・1.3，第2章3.1・3.2・3.3・3.4

N ブックス

三訂 運動生理・栄養学

2006年（平成18年）3月10日	初版発行～第8刷
2014年（平成26年）3月10日	改訂版発行～第5刷
2021年（令和3年）3月30日	三訂版発行
2022年（令和4年）9月30日	三訂版第2刷発行

編　集	髙 松 　 薫
	山 田 哲 雄
発 行 者	筑 紫 和 男
発 行 所	株式会社 建帛社 KENPAKUSHA

〒112-0011　東京都文京区千石4丁目2番15号
TEL (03) 3944-2611
FAX (03) 3946-4377
https://www.kenpakusha.co.jp/

ISBN　978-4-7679-0690-4　C3047
©山田哲雄ほか，2006，2014，2021．
（定価はカバーに表示してあります）

亜細亜印刷／常川製本
Printed in Japan

—